Docteur E. ROQUES

Ancien Interne des Hôpitaux

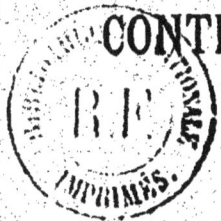

# CONTRIBUTION A L'ÉTUDE

### DE LA

# Vaccinothérapie de la Fièvre Typhoïde

### PAR LE

## Virus-Vaccin sensibilisé antityphique vivant de Besredka

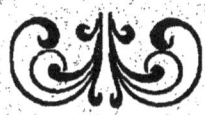

TOULOUSE

CH. DIRION, LIBRAIRE-ÉDITEUR

23, rue de Metz et rue des Marchands, 33

——

1913

Docteur E. ROQUES

# CONTRIBUTION A L'ÉTUDE

DE LA

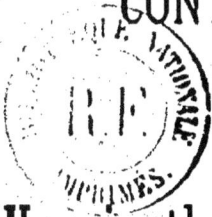

# Vaccinothérapie de la Fièvre Typhoïde

PAR LE

## Virus-Vaccin sensibilisé antityphique vivant de Besredka

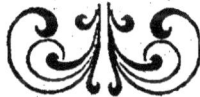

TOULOUSE

Ch. DIRION, LIBRAIRE-ÉDITEUR

22, rue de Metz et rue des Marchands, 33

1913

# Introduction
## à l'étude de la Vaccinothérapie

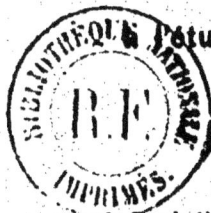

### 1° *Évolution de la thérapeutique antityphique*

La thérapeutique de la fièvre typhoïde a longtemps évolué dans le domaine d'un empirisme, sinon inefficace, du moins borné, dont les efforts ont porté avant tout sur l'antisepsie intestinale, l'adynamie, la fièvre : en définitive, toute intervention, durant cette période, s'est réduite à l'emploi judicieux de médications purement symptomatiques, destinées à combattre telle manifestation prédominante de la maladie et à permettre à l'organisme de lutter avec plus d'efficacité contre elle. Pendant longtemps, l'emploi de ces méthodes peu à peu perfectionnées, mais systématisées parfois à l'excès, a donné pleine satisfaction aux cliniciens en quête d'un traitement raisonné de la fièvre typhoïde.

La découverte du bacille typhique devait bientôt donner une orientation différente aux recherches thérapeutiques. Entre temps, les progrès réalisés dans le traitement de la diphtérie, de la méningite cérébro-spinale, montraient que la méthode était bonne et exaltaient les espérances.

L'histoire de la thérapeutique typhique marque bien ces étapes de perfectionnements successifs et d'espoirs nouveaux. Chronologiquement on peut y distinguer trois périodes :

1° La première période de *thérapeutique symptomatique*, se résume dans l'emploi d'agents chimiques d'antisepsie intestinale ou générale et d'antipyrèse dont l'activité va croissant, ou dans l'utilisation d'agents physiques destinés à obtenir le même résultat d'une façon plus simple et aussi efficace. Mais cette période est féconde, car elle a vu apparaître et se perfectionner la méthode de réfrigération inaugurée déjà par Jacquez de Lure et la méthode de balnéation froide à laquelle Brandt a attaché son nom malgré les modifications et les atténuations dont elle a été l'objet. « L'œuvre de la thérapeutique par la balnéation froide, dit Chantemesse, en 1899, se juge par ce fait, qu'elle a abaissé au tiers le chiffre ancien de la mortalité typhique. La thérapeutique vraiment spécifique, la thérapeutique étiologique ne fait que commencer. »

2° La deuxième période, qui débute avec les premiers essais de sérothérapie par Chantemesse et Widal en 1888, et de bactériothérapie par Fraenkel en 1893, ouvre l'ère de la *thérapeutique spécifique*. Mais les tentatives restent isolées, et le nombre de cas ainsi traités demeure restreint. Les succès n'étaient pas de ceux qui s'imposent ; aussi peu à peu l'oubli se fait autour de cette méthode. Il semble qu'après avoir tout attendu de la sérothérapie ou de la vaccination, on ait perdu tout espoir en elles ; les efforts dirigés pour guérir ont été reconnus inefficaces, si bien que les prétentions ont changé d'objet : c'est à prévenir qu'on s'attache avant tout. La *prophylaxie* va régner. Dans ces conditions, la sérothérapie, méthode d'immunisation passive et transitoire, fait naturellement place aux méthodes d'immunisation durable et active : aux vaccinations. De nombreux vaccins ont été expérimentés, qui, à l'heure actuelle, ont déjà fait leurs preuves et réalisé les espoirs qu'ils avaient fait naître. Chaque pays possède le sien et voit diminuer la morbidité typhique dans des proportions surprenantes. A ce point de vue, il est actuellement acquis que la prophylaxie de la fièvre typhoïde est réalisée d'une manière si satisfaisante, qu'il est presque devenu banal de le constater.

Le traitement spécifique, curatif, est encore en cours d'étude. Les perfectionnements réalisés dans la vaccination, l'étude des réactions d'immunité qui en sont la conséquence ont donné l'idée de détourner les vaccins de leur but prophylactique, pour les appliquer dans l'espoir de guérir. Comme les réactions humorales provoquées, qui assurent l'immunité contre les maladies infectieuses, paraissent être, tout au moins dans l'état actuel de nos connaissances, analogues à celles qui réalisent spontanément la guérison d'un organisme infecté, les propriétés prophylactiques des vaccins ne pouvaient manquer d'être appliquées au traitement de la fièvre typhoïde déclarée. Le résultat des premiers essais de vaccinothérapie vient à peine de paraître, la méthode est encore à l'étude et il serait prématuré de vouloir en tirer des conclusions définitives. Le contrôle du temps et de l'observation minutieuse est encore indispensable : c'est pourquoi il nous a paru intéressant d'apporter une contribution à la vaccinothérapie. A disposer d'un nombre suffisant de malades, il eût été préférable, assurément, d'expérimenter comparativement un certain nombre de vaccins ; mais, devant le nombre restreint des typhiques qui sont hospitalisés à l'Hôtel-Dieu de Toulouse, mieux valait n'en utiliser qu'un : c'est au virus-vaccin sensibilisé antityphique vivant de Besredka que nous avons eu recours.

Nous sommes très reconnaissant à M. le professeur Rispal, qui a, le premier, eu recours à la vaccinothérapie antityphique à l'Hôtel-Dieu de Toulouse, des observations qu'il a mises à notre disposition avec le plus grand désintéressement : elles ont été un sérieux appoint à cette étude. Nous lui adressons nos plus vifs remerciements, ainsi qu'à MM. les professeurs Dalous et Sorel qui ont bien voulu nous confier le traitement de leurs malades.

M. le professeur Baylac a eu l'obligeance de nous communiquer deux observations avec les commentaires qu'elles lui ont suggérés et nous le remercions bien vivement.

En l'absence de notre Maître, M. le professeur Mossé, dont c'était le projet d'entreprendre cette étude, nous avons eu le regret de la commencer sans lui dans sa clinique, avec le vaccin qu'il s'était déjà procuré. Nous espérons que ce travail lui sera agréable, en raison de l'intérêt qu'il a apporté d'abord dans ses leçons et dans la pratique, aux vaccinations préventives, et plus tard au traitement vaccinothérapique ; nous n'oublierons pas qu'il a favorisé nos efforts dans la plus large mesure ; ce sera pour nous un nouveau motif de gratitude ajouté à bien d'autres.

## 2° La thérapeutique spécifique des maladies infectieuses par les vaccins.

La vaccinothérapie est une méthode relativement récente, à laquelle les travaux de Wright ont donné une grande extension : elle consiste à utiliser les vaccins à titre curatif dans le traitement des infections microbiennes ; en cela elle diffère de la vaccination qui s'adresse au traitement préventif de ces maladies.

Nous rappellerons tout d'abord, brièvement, en quoi la vaccination diffère d'une autre méthode spécifique, la sérothérapie, et ensuite comment elle est entrée dans le domaine thérapeutique.

On désigne sous le nom de vaccin les substances bactériennes injectées à un animal pour le rendre réfractaire à une infection déterminée.

Sous le terme de vaccination on désigne à l'heure actuelle la méthode qui utilise les substances immunisantes ou vaccins pour produire artificiellement l'immunité.

Pour conférer cet état vis-à-vis d'une infection, c'est-à-dire pour provoquer les modifications qui mettent l'économie à l'abri de l'agression d'un microbe, deux procédés peuvent être utilisés :

1° L'un, la vaccination, fournit seulement l'antigène à l'organisme, qui doit, en élaborant les anticorps spécifiques, faire lui-même son immunisation. L'immunité ainsi acquise est une immunité *active*, comparable à celle que confère une infection spontanée.

2° Le second, la sérothérapie apporte préformés les anticorps dont l'organisme s'imprègne sans qu'il ait à fournir le moindre travail de défense : l'immunité ainsi conférée est donc une immunité *passive*.

Depuis les travaux d'Ehrlich, vaccination est d'ailleurs devenu le synonyme d'immunité acquise active, la sérothérapie le synonyme d'immunité acquise passive.

Il est aisé de comprendre qu'il existe une différence profonde entre l'immunité conférée par la vaccination et celle qui est conférée par la sérothérapie. Si la première est plus lente à s'établir, puisqu'elle résulte de la mise en jeu des défenses naturelles de l'organisme, elle est aussi plus forte et de plus longue durée ; ce n'est pas une simple imprégnation passive et fugace, c'est une modification profonde, une orientation nouvelle de toute la substance du vacciné. La seconde, au contraire, est d'apparition rapide ou immédiate, peut être momentanément aussi intense que la première, mais s'atténue rapidement dans la suite et disparaît bientôt complètement. Sa durée ne dépasse guère le temps que mettent à s'éliminer les substances étrangères introduites par l'injection du sérum, c'est-à-dire qu'elle est très courte.

Les indications respectives de la sérothérapie et de la vaccination paraissent, d'après ces données, bien distinctes : la première répond à un but curatif, la seconde à un but prophylactique. De fait, le traitement de choix des maladies infectieuses est la sérothérapie ; mais dans l'arsenal des sérums, il existe encore de nombreuses lacunes. Malgré tous les efforts déployés jusqu'ici, certaines maladies n'ont pas encore été dotées d'un sérum et c'est dans ces cas qu'on a alors recours à la vaccinothérapie.

Car les vaccins ne sont pas restés exclusivement confinés à une œuvre prophylactique, ils servent aussi au traitement des infections déclarées. Ce procédé, qui consiste à injecter de nouveaux microbes à un organisme qui subit déjà une première agression paraît paradoxal : « Si à *priori*, dit Chantemesse, il ne semble pas très rationnel d'ajouter une intoxication secondaire à l'intoxication typhique primitive, il faut cependant faire abstraction d'idées préconçues et soumettre les faits à l'observation pure. »

Dans les infections locales, comme la furonculose, l'acné, les pyorrhées alvéolaires... dont l'évolution se fait sur place sans que le germe envahisse l'économie, dans les infections qui, après s'être généralisées se sont secondairement fixées, comme la blennorragie par exemple, les lésions sont trop minimes ou trop isolées pour susciter les réactions humorales ou tissulaires de guérison. En effet, au niveau du foyer infecté, les toxines ou les microbes qui s'échappent, sont en quantités trop faibles pour amener une production suffisante de substances immunisantes ; la vaccination a précisément pour effet de susciter ces réactions de défense insuffisamment sollicitées, par l'apport massif d'antigène dont l'inoculation amènera la formation d'une quantité plus grande d'anticorps et partant la guérison plus rapide et plus sûre.

Dans les infections dont la période d'incubation est longue, on conçoit aussi que la vaccinothérapie puisse donner d'excellents résultats ; l'immunité artificiellement conférée par la vaccination peut apparaître et atteindre son apogée avant que l'agent d'infection soit sorti de sa période de latence. Tel est le cas pour la rage qui a suscité la première application de la vaccination avec un succès que l'on désirerait toujours atteindre en pareille matière. De même la vaccine inoculée en période d'incubation de la variole atténue très souvent cette maladie (Rilliet et Barthez). Pour la fièvre typhoïde, dont l'incubation est plus courte que celle de la rage, le résultat est également favorable. Vincent a constaté que, chez les vaccinés en incubation, cette affection avait un caractère bénin et une durée très courte.

Parfois au contraire, la vaccination peut aggraver la maladie en incubation ; cela tient au mode d'action

du vaccin, qui, avant de développer des propriétés immunisantes, amène, dans une première phase, le fléchissement de l'organisme et le rend plus sensible à
l'infection. C'est la *phase négative de Wright* qu'il a
mise en évidence par la mesure de l'indice opsonique.
Il est probable que l'intensité de ce phénomène est liée
surtout à la qualité du vaccin, et qu'avec des perfectionnements, on peut espérer obtenir des vaccins avec
lesquels la phase négative sera négligeable ; tel serait
le cas pour le vaccin de Besredka, par exemple, et aussi
pour celui de Vincent.

Il n'en reste pas moins acquis, exception faite de
cette éventualité rare, que dans certains cas, la vaccination pratiquée pendant la période d'incubation d'une
maladie exerce une action favorable sur cette dernière.

Les deux applications précédentes de la vaccination
au traitement des infections localisées en période d'état
et des infections généralisées en période d'incubation
peuvent encore rentrer dans le cadre de la vaccination
préventive. Elles établissent cependant la transition
avec la vaccinothérapie pratiquée en période de début
ou en pleine évolution de la maladie.

Dans le cas d'infections généralisées, où microbes
et produits toxiques ont diffusé largement et en-
vahi l'économie en entier, il ne saurait être question, pour justifier la vaccination, d'invoquer, comme
pour les infections locales, une sollicitation insuffi-
sante des réactions de défense. Si celles-ci sont ineffi-

caces ou absentes c'est que la toxi-infection est au contraire trop intense et les annihile. Et la vaccination a trouvé ici encore une application, et son but est encore de renforcer les défenses naturelles. Il n'est pas vrai, en effet, qu'inoculés dans le tissu sous-cutané, les germes ou leurs toxines passent tels quels dans la circulation et surajoutent leurs effets nocifs à ceux des microbes de l'infection spontanée ; ils sont au contraire retenus dans les tissus (Wright) et constituent par les réactions qu'ils provoquent un centre nouveau d'élaboration d'anticorps ; d'ailleurs toutes les précautions sont prises pour que les germes introduits par la vaccination possèdent le minimum de nocivité.

Les recherches humorales effectuées chez les vaccinés montrent par l'accroissement des substances immunisantes dont nous aurons à nous occuper plus loin que la vaccinothérapie possède dans certains cas une réelle valeur.

A ce sujet nous rappellerons les travaux de Wright sur les variations de l'index opsonique qui après une vaccination effectuée dans de bonnes conditions se trouve augmenté.

L'extension de la vaccinothérapie est limitée par la durée des infections auxquelles elle peut s'adresser. Ce n'est guère que dans les affections subaiguës ou chroniques qu'elle trouve une application, car nous savons, en effet, que ses effets sont relativement tardifs. Dans la fièvre typhoïde, maladie à allure cyclique

mais à évolution relativement longue, l'application de
cette méthode est justifiée.

### 3° Quelques détails sur les vaccins

On se bornera à indiquer ici les points principaux
de la préparation des vaccins pour montrer surtout les
différences qui existent entre eux. Il ne sera pas fait
mention de leurs propriétés dont nous aurons l'occasion de parler à propos des virus-vaccins sensibilisés.

Essentiellement deux facteurs interviennent dans
la préparation.

1° Le choix de l'antigène ;

2° La mise en état de l'antigène.

*Choix de l'antigène.* — En l'espèce, nous considérerons surtout un vaccin microbien. Il est entendu que
le microbe à choisir doit être l'agent spécifique de l'affection à prévenir ou à traiter. Certains vaccins dits
mixtes sont établis avec des microbes différents (bacilles paratyphiques et bacilles d'Eberth). D'autres, polyvalents, renferment une série d'échantillons d'un même microbe, car l'expérimentation et la clinique montrent que pour un même germe les conditions de virulence, de vitalité varient dans une large mesure et
qu'il existe de nombreuses variétés d'un microbe.

Les *auto-vaccins* sont destinés à remédier à ces dissemblances. Certains expérimentateurs ont eu recours, pour la vaccination, au microbe qu'ils isolent chez le malade à vacciner. Wright a donné une grande extension à ce procédé. Et de fait, tant au point de vue spéculatif qu'au point de vue clinique, les auto-vaccins paraissent réaliser des garanties incontestables d'efficacité. Mais l'impossibilité de les préparer dans tous les milieux, le temps qu'exige leur préparation, font qu'ils sont d'un usage restreint.

Les *stock-vaccins*, préparés à l'avance et prêts à être utilisés, sans perte de temps, sont pratiquement préférables. On leur reproche d'être moins adaptés que les premiers à l'organisme auxquels ils sont inoculés et de n'être pas aussi strictement spécifiques que les premiers. C'est pour obvier à ces reproches qu'on fait entrer dans leur composition le plus grand nombre d'échantillons microbiens.

*Mise en état de l'antigène.* — Dans certaines conditions il est possible de vacciner avec des microbes vivants, mais dans la plupart des cas, les cultures employées ont subi une préparation destinée à atténuer leur virulence, sans leur faire perdre leurs propriétés immunisantes. Mais c'est là une opération délicate, car la plupart des procédés qui rendent le vaccin inoffensif, le rendent aussi dans la plupart des cas inefficace.

Les principaux procédés employés pour atténuer la virulence des germes sont les suivants :

*Procédés physiques.* — Le plus ancien est la dessication utilisée par Pasteur pour atténuer les moelles virulentes ; il n'est guère usité en dehors de ce cas. D'autres sont d'application plus courante : le vieillissement atténue également la virulence des germes ; les cultures jeunes étant plus actives. Mais de tous ces moyens, le plus employé est la chaleur. Il est actuellement démontré que des températures très élevées détruisent en partie les propriétés immunisantes des vaccins. Un chauffage à 53,58° est suffisant.

Comme procédé ingénieux signalons la stérilisation des cultures par irradiation avec les rayons ultra-violets (Renault).

*Procédés chimiques.* — Ils consistent dans l'adjonction en proportions variables d'antiseptiques aux microbes : Les substances les plus employées sont : l'alcool, la glycérine, l'acide phénique, le chloroforme, le lysol. Ils ont l'avantage d'assurer la stérilisation et la conservation parfaite du vaccin, mais l'inconvénient pour quelques-uns est de diminuer le pouvoir immunisant, et de provoquer une réaction assez vive au point injecté.

*Procédés biologiques.* — Le passage d'un germe d'un animal à une autre atténue parfois sa virulence. Pasteur avait montré que le virus des rues diminuait de virulence après passage au singe ; mais ce procédé est plutôt employé pour obtenir un virus fixe ou pour

exalter la virulence; rarement pour atténuer un vaccin.

La plus intéressante tentative d'atténuation biologi-
que est réalisée par le virus-vaccin sensibilisé de Besredka. Cet auteur fait agir sur le microbe l'antisérum
spécifique et fixe ainsi la sensibilisatrice sur les corps
microbiens, qui par cet artifice fournissent un vaccin
inoffensif et très efficace, dont nous avons à nous occuper maintenant, au point de vue général.

# Des Virus-Vaccins sensibilisés en général

*Bases et applications*

L'origine des virus-vaccins sensibilisés remonte aux constatations faites par Besredka en 1900 au cours de recherches sur l'infection typhique du cobaye : « En mélangeant plusieurs doses mortelles de bacilles typhiques vivants avec du sérum normal chauffé de lapin ou de bœuf, et en injectant ce mélange dans le péritoine du cobaye, nous avons constaté avec surprise que ce mélange est très bien supporté par l'animal, les bacilles sont devenus inoffensifs. »

Le même fait se produit lorsque les bacilles additionnés préalablement de sérum sont lavés à l'eau physiologique et complètement débarrassés de ce sérum. Il n'est pas possible, dans ces conditions, d'attribuer cette atténuation au pouvoir bactéricide du sérum, puisque ce dernier a été chauffé, ni à son pouvoir de stimulation sur les globules blancs, puisque après lavage les microbes conservent leurs propriétés.

Mais normalement le sérum de lapin et surtout celui de bœuf possèdent des propriétés agglutinantes vis-à-vis du bacille d'Eberth ; il faut voir dans ces propriétés la raison de l'inocuité des bacilles imprégnés de sérum. A l'action de ces sérums qui ne sont pas agglutinants pour tous les microbes, Besredka a substitué dans la suite l'action des sérums spécifiques correspondants aux germes à atténuer. C'est en 1902 qu'a paru le premier travail de Besredka qui fait connaître le principe de la méthode et le mode préparation de ses vaccins antipesteux, anticholérique et antityphique.

Cet auteur a utilisé des cultures sur gélose de 48 heures, dans des boîtes de Roux ; il en fait une émulsion dans un peu de solution physiologique, et verse l'émulsion dans une éprouvette cylindrique contenant l'antisérum bien agglutinant, chauffé. Au bout de quelques heures les bacilles agglutinés se déposent. On décante le liquide douze heures plus tard et on lave le culot composé de microbes avec la solution physiologique jusqu'à ce qu'il ne reste plus trace de sérum. Un chauffage d'une heure à 56° assure alors la stérilisation des cultures.

Pour le vaccin antipesteux, il est prudent avant de commencer toute manipulation de chauffer au préalable les cultures une heure à 60° pour éviter tout danger de contamination. La précaution est inutile pour les bacilles typhiques et les bacilles cholériques.

Les propriétés de ces vaccins sensibilisés sont d'après cette étude de Besredka les suivantes :

Ils ne sont pas toxiques : comparativement à la lymphe de Haffkine, le vaccin antipesteux sensibilisé par exemple, à doses 30 fois supérieures à la dose mortelle du vaccin précédent est bien supporté par les souris.

Ils sont bien tolérés ; les réactions locales et générales sont moins marquées qu'avec les vaccins microbiens tués par la chaleur ; Besredka lui-même a pu se faire injecter une quantité de vaccin sensibilisé antipesteux équivalente à deux doses de lymphe de Haffkine, sans inconvénients.

Ils sont rapidement résorbés par les leucocytes et déterminent l'immunité rapide, au bout de 48 heures pour le vaccin antipesteux, d'un jour seulement pour les vaccins anticholérique et antityphique.

La période de phase négative ne s'observe pas avec les vaccins sensibilisés. Les souris injectées avec des bacilles pesteux virulents, de 6 à 36 heures après la vaccination sont mortes, bien entendu, mais avec un retard de 3, 4 et 8 jours sur les témoins.

Antérieurement à ces premières recherches de Besredka, quelques auteurs pour assurer une plus grande tolérance aux vaccins et pour pallier à certains inconvénients de la vaccination, tels que l'apparition de la phase négative, avaient associé la vaccination à la sérothérapie ; ils injectaient un mélange de bacilles et d'antisérum correspondant.

La présence de sérum a pour effet d'accroître la tolérance de l'organisme pour le vaccin et d'exercer une action préventive tant que l'immunité active vaccinale n'est pas encore réalisée : tel est le principe des sérovaccinations de Leclainche pour le rouget du porc, de Calmette et Salimbeni pour la peste.

Le principe de cette méthode qui consiste à fournir à l'organisme en même temps que le vaccin des anticorps spécifiques, en l'espèce des agglutinines principalement, est aussi celui de la vaccination par virus-vaccin sensibilisé. Depuis les travaux d'Ehrlich et Morgenroth en effet, il est acquis que l'anticorps spécifique mis en présence de son antigène s'y fixe énergiquement et ne s'en sépare plus. Dans le mélange vaccin-antisérum, les microbes chargés de sensibilisatrice, (sensibilisés, selon l'expression de Besredka), ont dépouillé le sérum de ses agglutinines, il est par conséquent inutile de les laisser en contact avec lui. Il y a même avantage à éliminer le sérum, car l'immunité conférée par la séro-vaccination, quelque paradoxal que ce fait puisse paraître, revêt surtout les caractères de l'immunité passive : sa durée ne dépasse pas quelques semaines. Cette action empêchante du sérum ne se manifeste pas avec les vaccins sensibilisés ; l'immunité qu'ils confèrent est une immunité qui dure et qui cependant apparaît d'une façon précoce.

Pour expliquer cette apparition rapide de l'immunité, Besredka émet deux hypothèses :

1° « Le fixateur véhiculé par les corps microbiens devient libre dans l'organisme et agit comme sérum préventif..... il assurerait de la sorte l'immunité de l'animal pendant que celui-ci est occupé à se créer une immunité active. » Mais alors pourquoi avec le vaccin antipesteux l'immunité n'est-elle assurée que quarante-huit heures après l'injection? alors qu'elle devrait être immédiate.

2° « Le fixateur n'aurait d'autres fonctions que d'exalter et d'activer le travail des phagocites, de façon à leur faire accomplir la besogne intra-cellulaire en moins de temps qu'il n'en faut pour les microbes ordinaires, soit en l'absence du fixateur... »

Le fixateur aurait donc pour fonction d'accélérer l'apparition de l'immunité qui est une immunité active.

Les propriétés des vaccins sensibilisés étudiées surtout par Besredka pour les vaccins antipesteux, antityphique, anticholérique, ont rapidement attiré l'attention sur ce procédé d'atténuation et les applications soit préventives soit curatives en ont été nombreuses depuis.

Presque aussitôt après les communications de Besredka, A. Marie, de l'Institut Pasteur, prépare un virus antirabique sensibilisé en maintenant vingt-quatre heures en contact un sérum antirabique et une émulsion de virus fixe, qu'il dépouille ensuite du sérum par lavages. Même en injection intra-cérébrale à l'animal, ce vaccin est très bien supporté. L'immunité qu'il confère est rapide : Déjà vingt-quatre heures après l'injection, l'inoculation du virus rabique dans la chambre antérieure donne un résultat négatif chez les animaux vaccinés. Ce vaccin a été appliqué à l'homme dans le cas de morsure grave ou d'incubation avancée.

Les résultats « s'annoncent déjà comme excellents ».

Dopter a préparé un vaccin sensibilisé antidysenté-rique, dont une dose équivalente à cent doses mortelles de microbes ordinaires est bien supportée. Ses conclusions sont les suivantes :

« 1° Le vaccin par bacilles sensibilisés n'est aucunement toxique ;

« 2° Les souris vaccinées par les bacilles sensibilisés acquièrent l'immunité antidysentérique au bout de quatre jours dans la grande majorité des cas ; elle n'apparaît parfois qu'au cinquième jour. » Avec les bacilles chauffés ou les autolysats elle est plus tardive (douze à quinze jours), de plus 50 % des animaux meurent pendant la vaccination.

« 3° Pendant la préparation de l'immunité, cet animal n'est pas plus sensible que le témoin à l'épreuve mortelle.

« 4° L'immunité obtenue persiste au moins quatre mois et demi. »

En mai 1910, Meyer (1) sensibilise des bacilles tuberculeux avec le sérum antituberculeux de Höchst. Les bacilles ainsi traités sont tolérés à doses cinq fois plus fortes que les bacilles non sensibilisés. Les animaux en supportent facilement des injections répétées. Chez des cobayes récemment tuberculisés, le traitement par

(1) F. MEYER, Ueber sensibilierte tuberkelbacillen Emulsion (Tuberkulose sero-vaccin). *Berl. Klin. Woch.*, 16 mai 1910, p. 926.

le vaccin sensibilisé amène une amélioration, mais les bacilles ne disparaissent pas des ganglions. La survie est de neuf mois chez eux, alors qu'elle est seulement de huit semaines chez les témoins.

Des applications thérapeutiques ont été faites chez l'homme à quarante-cinq cas de tuberculose pulmonaire à périodes différentes parmi lesquels dix-sept étaient compliqués de tuberculoses locales et à trois cas de tuberculose chirurgicale. Les tuberculoses locales ont été favorablement influencées : des fistules et des abcès se sont cicatrisés. Dans la tuberculose pulmonaire, l'amélioration constatée dans quarante cas, a porté sur les phénomènes d'intoxication, mais les lésions n'ont pas subi de modifications.

Calmette et Guérin (1) ont constaté que les bacilles tuberculeux sensibilisés facilitent la résorption des bacilles ordinaires ultérieurement injectés. Trente jours après vaccination, chez les génisses, les bacilles virulents sont presque complètement résorbés en quatre-vingt-dix jours et totalement en cent vingt jours, dans les ganglions bronchiques.

Vallée et Guinard (2) ont appliqué le procédé de sen-

(1) CALMETTE et GUÉRIN, Sur la résorption des bacilles tuberculeux chez les bovidés à la suite de l'injection des mélanges de sérum d'animaux hyperimmunisés et de bacilles cultivés en série sur bile de bœuf. Comptes Rendus de l'Ac. des Sciences, t. CLI, 4 juillet 1910, p. 32.

(2) VALLÉE et GUINARD, Des propriétés physiologiques des extraits de bacille de Koch condensés en sensibilisés. Comptes Rendus de l'Ac. des Sciences, t. CI, 2 mai 1910, p. 1141.

sibilisation aux toxines tuberculeuses. Ils précipitent
les tuberculines par du sérum de cheval hyperimmu-
nisé et utilisent comme vaccin le précipité lavé. Chez
les animaux tuberculeux ce produit est bien toléré à
des doses fortes. Chez l'homme, des doses correspon-
dantes à un demi — 4 mgr. de tuberculine précipitée
par l'alcool sont supportées sans fièvre. L'accoutu-
mance est rapide.

L'atténuation de la toxine diphtérique a été réalisée
d'une façon analogue par Th. Smith, cité par Besredka (1). Pour le bacille diphtérique, lui-même, Rolla (2) a constaté que la sensibilisation diminuait sa
virulence.

Marxer (cité par Besredka) a étudié au point de vue
expérimental les propriétés préventives et curatives des
streptocoques sensibilisés. Leur pouvoir prophylactique est rapide et sûr ,mais leurs effets curatifs sont
minimes. Lévy et Hamm (loco citato) ont employé les
streptocoques sensibilisés à la vaccination des femmes
enceintes et au traitement de plusieurs affections
streptococciques : leur impression est favorable. Ils
considèrent cette médication comme inoffensive même
dans les cas les plus graves.

Une curieuse application du vaccin antistreptococci-
que sensibilisé a été proposée mais non réalisée par

(1) BESREDKA, De la vaccination par les virus sensibilisés.
*Bulletin de l'Institut Pasteur*, t. VIII, n° 6, 30 mars 1910, p. 252.

(2) ROLLA, Espérimentelle Beobachtungen über Diphterie.
*Centralblatt f. Bakter.* t. LIII, 19 fév. 1910, pp. 495-498.

Odier (1) pour le traitement des tumeurs malignes suivant la méthode de Coley.

Pour le pneumocoque sensibilisé, Lévy et Aoki (cités par Besredka), ont observé que l'apparition de l'immunité est rapide ; ces auteurs ont constaté également que ce microbe ainsi atténué possède un certain pouvoir curatif. Il ne semble pourtant pas que dans la thérapeutique humaine, les essais de Cohendy et de Bertrand (2) soient bien concluants.

Pour la clavelée, dont l'agent est encore inconnu, Bridré et Boquet (3) ont préparé un vaccin sensibilisé en mélangeant la pulpe claveleuse avec le sérum de Borrel et constatent que cet agent est bien toléré : la lésion vaccinale reste close. L'immunité est conférée en quarante-huit heures et dure au moins cinq mois.

Signalons enfin, à titre purement curatif, les essais satisfaisants de Broughton-Alcock (4) qui a traité par

(1) ODIER, Les vaccins sensibilisés et leur application au traitement des tumeurs malignes. Société méd. de la Suisse romande, 31 oct. 1912 in Rev. méd. de la Suisse romande, t. XXXII, n° 11, 20 nov. 1912, p. 768.

(2) COHENDY et BERTRAND, Virus sensibilisé antipneumonique. Comptes Rendus de la Soc. de Biol., t. LXXIV, n° 10, 14 mars 1913, p. 532.

(3) BRIDRÉ et BOQUET, Sur la vaccination anticlaveleuse au moyen du virus sensibilisé. Comptes Rendus de l'Ac. des Sciences 1912, t. CLIV, pp. 141 et 1256.

(4) BROUGHTON-ALCOCK, Essais de vaccinothérapie par des virus sensibilisés de Besredka. Comptes Rendus de la Soc. de Biologie, t. LXXIV, n° 11, 21 mars 1913, p. 623.

les virus sensibilisés vingt et un cas de blennorragie simple ou compliquée, sans succès pour les cas d'uréthrite simple, avec amélioration pour les complications, et toute une série de pyodermites dont certaines (furonculose, impetigo, acné) ont été influencées favorablement par le traitement.

Cruveilhier (1) a expérimenté aussi le vaccin antigonococcique sensibilisé dans les complications de la blennorragie, dans le rhumatisme blennorragique aigu et chronique ; il a eu des améliorations nettes et même des guérisons (rhumatisme chronique).

Nous ne parlerons pas ici du vaccin sensibilisé antityphique, le chapitre suivant devant être consacré à ce sujet.

L'exposé précédent, où nous n'avons pas craint d'entrer dans des détails assez longs, a surtout pour objet de montrer que l'unanimité des auteurs s'accordent à reconnaître que l'action des vaccins sensibilisés est telle que Besredka l'avait annoncée : « Sûre, rapide,

---

(1) CRUVEILHIER, Traitement antigonococcique au moyen d'injections sous-cutanées de virus-vaccins sensibilisés vivants. *Comptes Rendus de la Soc. de Biol.*, t. LXXIV, n° 1, 10 janvier 1913, p. 10. — Traitement du rhumatisme blennorragique aigu au moyen de la méthode des virus-vaccins sensibilisés de Besredka. *Comptes rendus de la Soc. de Biol.*, t. LXXV, n° 25, 11 juillet 1913, p. 1. — Traitement du rhumatisme blennorragique chronique au moyen de la méthode des virus-vaccins sensibilisés de Besredka. *Comptes Rendus de la Soc. de Biol.*, t. LXXV, n° 26, 18 juillet 1913, p. 67.

inoffensive et durable. » Toutes qualités qui autorisent son emploi à titre curatif.

Par surcroît, cet exposé montre aussi que ces vaccins sont actuellement entrés dans la pratique. Ajoutons en effet, pour terminer, qu'en 1908 le vaccin antipesteux a été inscrit au codex et qu'à dater de janvier 1913 la clavelisation des moutons exportés d'Algérie a été remplacée par la vaccination avec le virus anticlaveleux sensibilisé.

# Le Virus-Vaccin sensibilisé antityphique

Rappelons très brièvement qu'il existe un très grand nombre de vaccins antityphiques constitués, pour la plupart, par des corps microbiens tués au moyen de la chaleur, d'antiseptiques ou par les produits d'autolyse des bacilles.

Les premiers ne diffèrent entre eux le plus souvent que par des nuances : milieux et âge de culture, antiseptiques. Tels sont les vaccins de Wright-Leishman, de Chantemesse et Widal, de Russel, de Pfeiffer et Kolle, de Shiga.

Les seconds, moins nombreux, proviennent de la désagrégation de bacilles morts (vaccin desséché de Wassermann) ou vivants (autolysat de bacilles vivants stérilisé par l'éther de Vincent).

Les vaccins antityphiques vivants sont moins nombreux : Mentionnons les essais de Castellani d'une part, de Nicole, Conor et Conseil d'autre part, qui n'ont pas encore reçu de consécration. Le seul qui ait acquis droit de cité parmi les vaccins vivants est le virus sensibilisé de Besredka.

Il est bien démontré que la meilleure immunité est

conférée par les bacilles vivants, mais ce procédé de
vaccination présente des dangers tels qu'il n'est pas
prudent d'injecter à l'homme des germes capables de
l'infecter.

Dans les premières recherches expérimentales de
Besredka en 1902, les vaccins étaient chauffés après
sensibilisation, mais à la suite de ses recherches ulté-
rieures avec Metchnikoff, Besredka a constaté que les
propriétés immunisantes du vaccin sensibilisé vivant
étaient supérieures à celles du vaccin sensibilisé
chauffé.

Depuis 1902, neuf années se sont écoulées avant
que le virus sensibilisé antityphique ait été, après expérimentation chez le singe, inoculé à l'homme par
Besredka. Ces premiers essais furent continués ensuite
par Alcock (1) chez 14 personnes, puis l'usage du vaccin sensibilisé commença à se répandre après les vacci-
tions pratiquées à Bressuire, aux asiles de Braqueville
et de Villejuif.

Mais nous n'avons pas à entrer ici dans le détail des
vaccinations préventives, nous envisageons surtout le
virus-vaccin sensibilisé antityphique en tant qu'agent
de vaccinothérapie.

Nous rappelons que les principales qualités de ce
vaccin comme celles des vaccins sensibilisés en général sont les suivantes :

(1) ALCOCK, *Comptes Rendus de l'Ac. des Sciences*, t. CLIV,
p. 1253.

1° Il est vivant ; les microbes qui le constituent sont capables de cultiver sur les milieux appropriés.

2° In vivo, d'après ce qui ressort de l'expérimentation au singe, les bacilles sensibilisés peuvent continuer à vivre dans le tissu cellulaire sous-cutané pendant cinq jours après l'inoculation. Ils provoquent une phago-cytose intense et quasi immédiate.

3° La tolérance est parfaite ; les réactions locales et générales qu'il peut provoquer sont minimes dans la plupart des cas et toujours moindres que celles qui sont provoqués par les bacilles ordinaires tués par la chaleur (Alcock). On a pu injecter de très fortes doses à l'homme sans inconvénients (5 ou 10 cc. en une fois).

4° L'immunisation qu'il confère est rapide et com-plète. Son mode de préparation lui permet d'associer les avantages de la sérothérapie et ceux de la vaccina-tion. Par les anticorps qu'il renferme, il assure une immunité rapide survenant déjà 24 heures après la première injection, et de plus ne donne pas lieu à une phase négative. Le vaccin ne présente pas les inconvé-nients de la séro-vaccination car la durée de l'immu-nité est longue.

5° Les recherches expérimentales de Paladino-Blan-dini en 1905 montrent sa supériorité sur les 16 autres vaccins qu'il étudie comparativement. « Le vaccin antityphique de Besredka n'a pas seulement l'avan-tage de conférer l'immunité dans un délai de 24 heu-res, mais il doit, en plus, être considéré comme le meilleur de tous les procédés d'immunisation, vu qu'il ne donne lieu à aucune réaction ni locale, ni générale, qu'il ne prédispose pas à l'infection et qu'il confère aux animaux une immunité plus durable que celle obtenue par tous les autres vaccins connus. »

Des expériences comparatives de Vincent avec des bacilles vivants, des bacilles chauffés, des bacilles tués, sensibilisés, et son autolysat, il ressort pour cet auteur que « le vaccin sensibilisé donne une immunité satisfaisante mais moins prolongée ».

Plus récemment Nègre donne la préférence aux bacilles sensibilisés vivants qui lui paraissent supérieurs aux bacilles tués par la chaleur et aux bacilles tués par l'éther.

Les recherches de Nègre, d'Ardin-Delteil, Raynaud et Nègre montrent, comme nous le verrons à l'étude des réactions humorales des typhiques vaccinés, que l'apparition des anticorps dans le sérum des animaux vaccinés est rapide et intense, que le pouvoir bactéricide est très élevé et le pouvoir agglutinant faible.

Telles sont les propriétés dont jouit le vaccin sensibilisé antityphique, mais il faut ajouter aussi que de graves reproches lui ont été adressés en tant que vaccin vivant. D'après Vincent (1) « l'inoculation sous-cutanée à l'homme sain du microbe pathogène de la

(1) VINCENT, Remarque sur la vaccination antityphique, à propos de 5.000 cas d'immunisation par les vaccins polyvalents. *Bull. de l'Acad. de Méd.*, t. LXVII, n° 32, 14 mai 1912, p. 368.

fièvre thyphoïde peut l'exposer, en raison de sa récepti-
vité excessive pour cette maladie à contracter la fièvre
typhoïde ; elle peut transformer les sujets inoculés en
« porteurs de bacilles typhiques » capables de diffuser
le germe autour d'eux ; elle peut provoquer l'infection aiguë ou chronique des voies biliaires. Enfin, en
raison de sa nature même, cet antigène est celui de
tous qui en temps d'épidémie pourrait prédisposer le
plus à la phase négative par sommation d'effets infec-
tieux ».

Besredka a montré que ces griefs nettement articu-
lés ne s'adressaient pas aux vaccins sensibilisés vivants : le virus antityphique a été vérifié dans ce
sens :

Il n'est pas capable de provoquer la fièvre typhoïde : le nombre de vaccinations préventives pratiquées
à cette heure permet d'affirmer, qu'à part une légère
élévation thermique passagère, on ne constate rien
qui ressemble à une fièvre typhoïde si bénigne soit-
elle.

Il ne transforme pas les vaccinés en porteurs de bacilles. L'ensemencement quotidien des urines et des
selles de trois chimpanzés, vaccinés, du 10 mai au 28
juin n'a jamais permis de déceler la moindre colonie
de bacilles d'Eberth, et durant trois mois les examens
pratiqués une fois par semaine ont été négatifs.

Ces recherches ont été pratiquées aussi chez un
grand nombre de vaccinés, par Jupille à Maison-Blan-
che et Villejuif qui a examiné 43 selles et 57 urines,

par Bertrand dont les examens ont porté sur 62 personnes. Aussi bien après la première injection qu'a-
près la seconde les résultats ont été négatifs.

L'hémoculture pratiquée chez les singes et chez les
vaccinés par ces mêmes auteurs et par Besredka lui-
même n'a jamais donné de cultures d'Eberth. Il est
donc certain qu'à aucun moment le virus-sensibilisé
antityphique ne passe dans la circulation, qu'il reste
localisé et est détruit sur place par les leucocytes.

Quant à la phase négative, nous savons qu'au point
de vue expérimental, les bacilles sensibilisés, ne rendent pas l'animal plus réceptif ; au contraire, Dopter
a constaté pour le bacille dysentérique sensibilisé que
« pendant la préparation de l'immunité, l'animal n'est
pas plus sensible que le témoin de l'épreuve mortelle ».

En raison de leurs qualités d'innocuité, d'activité, et
de rapidité d'action le vaccin antityphique sensibilisé
paraît préférable aux autres vaccins et c'est pourquoi
nous avons eu recours à lui dans le traitement de nos
typhiques.

# Application du Virus sensibilisé antityphique au traitement de la fièvre typhoïde

Les premiers essais en ont été faits par Ardin-Delteil et ses collaborateurs.

I. *Technique.* — Le vaccin que nous avons utilisé a été mis à la disposition de MM. les professeurs Mossé, Rispal et Baylac par M. Besredka. C'est du virus sensibilisé antityphique *vivant*. Il est contenu dans des tubes scellés qui en renferment 10 cc.; c'est à notre avis un léger inconvénient ; des ampoules contenant la dose suffisante pour une seule vaccination (1 à 2 cc.) seraient préférables, car les risques de contamination du vaccin au cours des prélèvements seraient ainsi évités.

Les injections ont été pratiquées avec toutes les précautions d'usage dans le tissu cellulaire sous-cutané de la face externe de la cuisse ; bien que cette région puisse être souillée par les déjections chez les typhiques gravement malades, nous estimons qu'elle réalise un lieu d'élection.

La région deltoïdienne et le dos où sont pratiqués souvent les vaccinations préventives ,ne doivent pas être mis à contribution ; la peau de l'abdomen ou des flancs doit être exempte de toute lésion si minime soit-elle, afin de permettre l'exploration quotidienne des viscères.

Après, comme avant l'injection, il faut redoubler de précautions, et faire, lorsque l'aiguille a été retirée de la peau un nouvel attouchement à la teinture d'iode suivi de l'application d'un tampon collodionné.

*La posologie* du vaccin n'est pas encore actuellement très bien déterminée et chaque auteur emploie une technique personnelle sans qu'il soit possible d'affirmer que l'une est préférable à l'autre.

Certains donnent leur préférence aux doses initiales faibles : 25 à 50 millions de bacilles dans une première injection, puis les injections successives sont progressivement plus fortes. Inversement la dose initiale est parfois élevée, les doses consécutives faibles et décroissantes. Ardin-Delteil débute par des doses fortes et les augmente encore dans la suite. Boinet emploie pour toutes les injections 2 milliards de bacilles, chaque fois. Netter, chez des enfants de 5 à 13 ans, a employé des doses qui varient entre 25 millions et 1 milliard de bacilles. C'est au procédé des doses fortes que nous avons eu recours. Sans doute des quantités encore plus considérables ont pu être injectées sans inconvénients ; Ardin-Delteil a introduit sous la peau 5 cc. de vaccin et un médecin mentionné par Besredka 10 cc., soit 10 milliards de bacilles, mais ce sont là des faits exceptionnels dus à des erreurs et qu'il ne serait pas prudent de renouveler ; ils prouvent cependant que le virus sensibilisé peut être parfaitement toléré par l'organisme, même à des doses considérables.

Il est actuellement difficile de se faire une opinion sur la conduite à tenir. A l'avenir, car nous ne l'avons pas fait jusqu'ici, nous aurons volontiers recours à des doses initiales faibles dans les cas graves, afin de ne pas exiger de l'organisme un effort qu'il ne serait peut-être pas en état de fournir, quitte à augmenter ultérieurement les doses injectées, qu'il y ait ou non amélioration.

Le *nombre d'injections et l'intervalle à laisser entre elles* est aussi sujet à discussion : Ardin-Delteil, Nègre, Raynaud font 4 injections à trois jours d'intervalle, la première de 1 cc., la deuxième de 2 cc., les deux dernières de 3 cc. Boinet injecte quatre doses quotidiennes de 2 cc. Déléarde et Leborgne ont laissé un intervalle de 5 jours chez des enfants qui recevaient un demi-centimètre cube de vaccin au début et 1 cc. dans la suite, chaque série comprenant 2, 3, 4 injections. Parmi les malades de Netter, certains ont été vaccinés deux fois, d'autres trois fois, soit à plusieurs jours d'intervalle, soit consécutivement. Au début, nous avons eu recours à la technique de Boinet ; mais plus tard il nous a semblé préférable de ménager un certain délai entre deux injections ; d'abord parce qu'il est plus facile de suivre l'effet immédiat du vaccin sur la température, ensuite parce qu'il nous paraît avantageux de maintenir plus longtemps le malade sous l'effet du vaccin : la défervescence paraît plus accusée et la convalescence plus régulière. Nous avons alors vacciné les malades tous les deux ou trois jours. Certains auteurs sont opportunistes : après la première injection ils ne renouvellent la dose que si une amélioration ne se dessine pas.

Parmi les auteurs qui ont appliqué le vaccin de Besredka, aucun ne s'est basé sur la recherche de l'indice opsonique pour déterminer la dose à injecter, et l'intervalle à laisser entre les injections. Ce procédé de contrôle, dont la technique est délicate et les résultats souvent incertains, ne paraît pas devoir rendre de grands services au point de vue clinique. D'ailleurs les résultats de l'expérimentation avec les vaccins sensibilisés montrent que ces virus ne donnent pas lieu à une période de phase négative.

Nous n'avons traité par la vaccinothérapie que les premières atteintes de la fièvre typhoïde et non les rechutes ; dans ce dernier cas, il ne paraît pas qu'il y ait inconvénient à le faire. Netter et Sablé y ont eu recours sans inconvénient.

# OBSERVATIONS

---

Toutes les fois qu'il a été possible de le faire, sans inconvénients pour le malade, le traitement a consisté exclusivement dans la sérothérapie. Exception faite pour l'observation XXI, on n'a jamais eu recours à la balnéation, ni à aucun médicament antithermique. Des lavements froids ont été seulement administrés deux fois par jour. Lorsqu'une indication spéciale l'a exigé, nous n'avons pas toutefois hésité à recourir à la médication symptomatique (toni-cardiaque, etc.), mais ces quelques interventions, réduites d'ailleurs au minimum, ne nous paraissent pas prêter matière à confusion. La totalité des courbes recueillies sont donc des graphiques de fièvre typhoïde où nulle autre influence ne peut être inscrite que celle de la vaccino-thérapie.

Est-il besoin de dire que nos diagnostics ont tous été confirmés par le laboratoire, avant toute intervention, sinon dans tous les cas par l'hémoculture, du moins par la séro-réaction agglutinante.

La vaccinothérapie a été réservée aux formes moyennes et graves; toutes les fois qu'une ébauche de descente thermique apparaissait sur la courbe, ou toutes les fois que le niveau était au-dessous de 39°, nous n'avons pas eu recours à la vaccination.

Sur les graphiques, la dose de vaccin, 2 cc. dans tous les cas, a été indiquée par un petit rectangle noir.

## OBSERVATION PREMIÈRE

Due à l'obligeance de M. le Professeur RISPAL
Recueillie par M. BELFORT (1)

### Forme légère

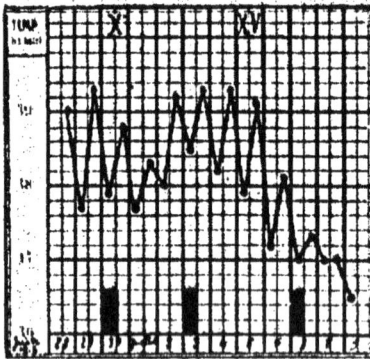

Forme légère ; pas d'abattement ; le 3 juillet, très bon état général.

Bon... Anna, 25 ans. Bonne. Entrée le 21 juin 1913. Sortie le 24 juillet.

Pas de maladies antérieures.   Constipation habituelle.

*Le 21 juin.* Bon... se sent fatiguée : se plaint d'anorexie, de coliques, de céphalée ; depuis huit jours elle n'a pas eu de selles.

*Le 22,* purgation ; selles liquides dans la journée.

*Le 24,* frissons, sueurs, elle s'alite définitivement.

(1) Nous remercions notre camarade M. Belfort, interne au service des contagieux, du soin qu'il a mis à suivre les résultats de la vaccinothérapie chez ses malades et du secours qu'il nous a apporté dans notre tâche.

*Le 27,* epistaxis ; le soir, la température atteint 38°8.

· *Le 28,* elle entre à l'hôpital. Dès son arrivée, elle a une nouvelle épistaxis. Temp., 39. Pouls, 88.

*Examen.* — Pas le moindre abattement, mais sensation de fatigue, de lassitude, vertiges, bourdonnements d'oreilles, pas de
céphalée. Etat général très satisfaisant ; nervosisme et irritabilité.

Langue saburrale, anorexie, pas de gargouillement dans la
fosse iliaque ; constipation. Splénomégalie modérée.

Pas de taches rosées.

A l'examen du cœur et du poumon, aucune modification à noter.

Urines foncées ; pas d'albumine.

Séro-diagnostic positif au 1/500°.

*Le 30 juin :* 2cc *de vaccin ;* légère réaction locale, rougeur.

*1er juillet :* Même état général satisfaisant ; langue sale, la constipation persiste, la fièvre est peu élevée. Pouls, 78.

*3 juillet :* 2° *injection de 2cc. ;* état général très bon. Faible réaction locale au niveau de la piqûre : rougeur occupant une zone de
l'étendue d'une pièce de 1 franc. Douleur légère à la pression.

*4 juillet :* La crise urinaire survient : 5 litres 500.

*6 juillet :* La langue se dépouille, elle est humide. La matité
splénique mesure 5 cm. et demi de hauteur sur la ligne axillaire.

*10 juillet : Vaccin 2 cc.:* Presque pas de réaction. Dès le lendemain, la température tombe à 37° et se maintient les jours suivants, au-dessous. On commence l'alimentation le 11 juillet ; la
convalescence se poursuit sans incident ; le malade sort complètement guéri le 21 juillet.


## OBSERVATION II

Due à l'obligeance de M. le Professeur RISPAL
Recueillie par M. BELFORT

### Forme grave, ataxo-adynamique

A... Louis, 16 ans, peintre en bâtiments. Entré le 19 mai, sorti
le 21 juin 1913.

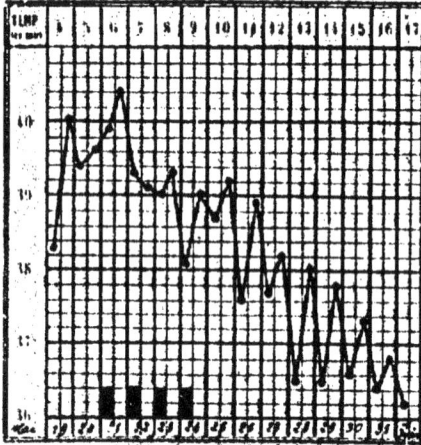

Forme grave ataxique. Amélioration le 25.

A commis quelques excès de boisson. Depuis quatre jours, A... se plaint de céphalée, d'anoresie, de fatigue, constipation, nausées et fièvre.

A l'examen, douleur légère dans la fosse iliaque droite, la rate est perceptible. Pas de selles depuis quatre jours. Oligurie, traces d'albumine.

*12 et 20 mai*: Céphalée vive. Fièvre assez élevée.

*21 mai*: Diarrhée. *Sero-diagnostif positif.*

*Vaccin sensibilisé 2 cc.* Le soir, douleur spontanée, rougeur peu ruteuse.

*22 mai*: Epistaxis assez abondante (ergotine, chlorure de calcium). *Vaccin sensibilisé, 2 cc.* Réaction locale légère.

*23 mai*: *Vaccin sensibilisé, 2 cc.* La matité splénique est de 7 cm. sur la ligne médiane.

*24 mai*: Toute la nuit précédente, délire et agitation tels, que l'on est obligé de mettre la camisole de force. Température modérée. Pouls, 84; urines, 2000 cc.

*Vaccin sensibilisé, 2cc.* Réaction légère, agitation dans la journée.

*25 mai*: Encore un peu d'agitation, qui disparaît définitivement, dès le lendemain. La défervescence commence et est complète le 31 juillet, en même temps que survient la crise urinaire (4000cc): les jours suivants, la quantité émise est de 5 litres, elle atteint même 6 litres le 10 juin et 6.750 le 11.

## OBSERVATION III

Due à l'obligeance de M. le Professeur RISPAL
Recueillie par M. BELFORT

### Forme sérieuse

G... Marie, 17 ans, domestique. Entrée le 5 avril 1913. Sortie
le 26 mai.

A joui jusqu'ici d'une bonne santé. Le 1er avril, céphalée fron-

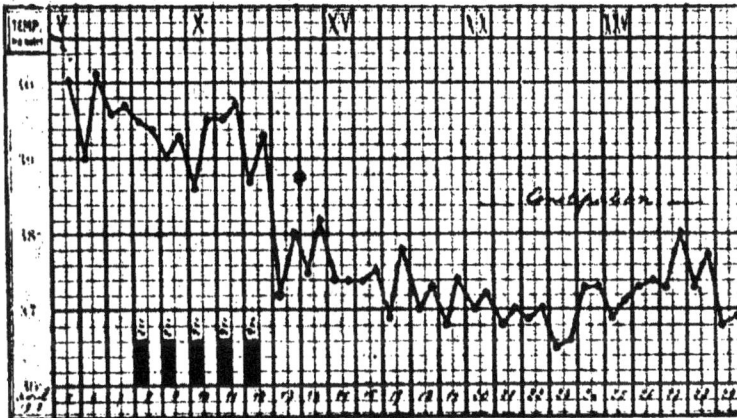

Forme grave, amélioration passagère le 11 avril,
définitive le 14. Petite rechute.

tale vive ; douleurs dans les jambes, nausées, vomissements, qui
disparaissent aussitôt. Pendant les jours suivants, elle est très
abattue ; elle n'a pas eu de diarrhée.

*Le 5 avril :* En présence de son état de prostration et de sa
fièvre élevée elle est amenée à l'Hôtel-Dieu. A son entrée, la
température atteint 40° ; le pouls est à 108. Abattement profond.

*Le 7 avril :* Etat typhoïde marqué ; somnolence continuelle. Faclès très animé. Durant toute la nuit, la malade a divagué à haute voix.

Langue saburra e. Paroi abdominale tendue, difficile à déprimer. Pas de gargouillement, pas de taches rosées. La rate n'est pas perceptible, mais l'hypochondre gauche est douloureux. Pas de selles spontanées.

Rien à signaler à l'examen des autres appareils. La diurèse est de 2750 cc. Traces d'albumine. La jambe gauche, au niveau du condy c interne du fémur, est douloureuse à la pression.

*8 avril:* Emission involontaire d'urine. Tendance au délire. *Séro-diagnostic positif au 1/60°. Vaccin sensibilisé, 2 cc.* Pas de réaction.

*9 avril: Eruption discrète de taches rosées.* Diarrhée. *Vaccin sensibilisé, 2 cc.* Réaction légère, rougeur de l'étendue d'une pièce de 50 centimes.

La langue se dépouille.

*10 avril:* Etat stationnaire, la torpeur persiste, le lit est toujours souillé de nombreuses selles diarrhéiques. Subdélire.

*Vaccin sensibilisé, 2 cc.* Réaction légère.

*12 avril:* Délire pendant la nuit précédente, diarrhée, état typhoïde très marqué à nouveau.

*Vaccin sensibilisé, 2 cc.* Pas de réaction.

*1j avril:* La nuit a été calme. Le niveau de la courbe s'est abaissé de un degré. Pouls, 78.

*16 avril:* La température se maintient au-dessus de 38"; amélioration parallèle de l'état général, les nuits et les journées sont plus calmes. L'incontinence persiste.

*17 avril:* L'état de torpeur se dissipe; la malade ne souille plus son lit. La diurèse est de 3 litres.

*19 avril:* Amélioration très sensible, qui va en s'accentuant. La diarrhée a cessé. La constipation amène, le 27 et le 28, une légère exacerbation thermique.

Dès le 29, l'apyrexie est définitive; l'alimentation est reprise le 2 mai.

## OBSERVATION IV

Recueillie dans la Clinique de M. le professeur MOSSÉ
Personnelle.

### Forme moyenne. Rechute

R... J., 24 ans, ménagère. Entrée le 25 septembre. Actuellement en cours de traitem. t pour une rechute.

R... a mené à bien trois grossesses et était au terme de la

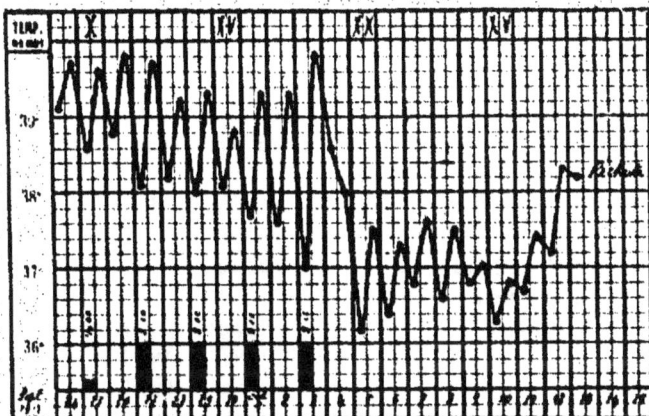

Obs. IV. Fièvre typhoïde de moyenne intensité ; accouchement le 9° jour à terme. Amélioration rapide, suivie presque aussitôt d'une rechute qui évolue depuis 23 jours sans être encore terminée.

quatrième, lorsque le 15 septembre les premières manifestations de fièvre typhoïde apparaissent : céphalée violente, sensation de fatigue ; durant plusieurs jours ces symptômes persistent, la fièvre apparaît.

*25 septembre :* A minuit, le soir de son entrée, elle accouche à terme d'un fœtus mort récemment. Pas d'incidents au cours de l'accouchement, ni de la délivrance.

*27 septembre :* Abattement marqué, langue sale, diarrhée abondante. Paroi abdominale flasque. Rate perceptible. Foie légèrement ptosé. Traces d'albumine dans les urines.

*Séro-diagnostic positif.*

25 septembre : Même état. Abattement.

*Injection de 2 cc. du vaccin sensibilisé : réaction légère.*

27 septembre : Légère rémission des symptômes.

*Injection de 2 cc. de vaccin sensibilisé : réaction très légère.*

29 septembre : Même état. Diarrhée.

*Injection de 2 cc. de vaccin sensibilisé : Réaction moyenne.*

1ᵉʳ octobre : État stationnaire. La langue est sale. Diarrhée moins abondante.

*Injection de 2 cc. de vaccin sensibilisé : Pas de réaction.*

3 octobre : Pas de modifications.

*Injection de 2 cc. de vaccin sensibilisé : Légère rougeur.*

5 octobre : Brusquement, chute de la température. Depuis la veille la diarrhée est très abondante.

La fièvre se maintient autour de 37° dans les jours qui suivent, la diarrhée cesse, l'état général est bon ; le 10 octobre, les deux températures du matin et du soir sont au-dessous de 37°, mais la diurèse ne s'est pas élevée.

Dès le lendemain, la fièvre monte à nouveau : la malade souffre de la cuisse gauche au niveau de la cinquième piqûre. Il existe là, en effet, un noyau induré du volume d'une noix. L'incision de cette tuméfaction ne ramène pas de pus et est sans action sur la température : il s'agit d'une rechute.

La température, le 15 octobre, a atteint 40°3 et s'est maintenue huit jours en plateau entre 39° et 39°5 ; elle oscille ensuite, mais au bout de vingt-trois jours la rechute est encore en évolution.

L'état général est peu touché : il n'existe pas d'abattement ; la diarrhée apparue au début a vite disparu.


## OBSERVATION V

Recueillie dans le service de M. le Professeur Mossé
Personnelle.

B... Raymond, 48 ans, laitier. Entré le 5 juin 1913, sorti le 10 août.

A un passé dyspeptique : crises de gastralgie. B... avait soigné

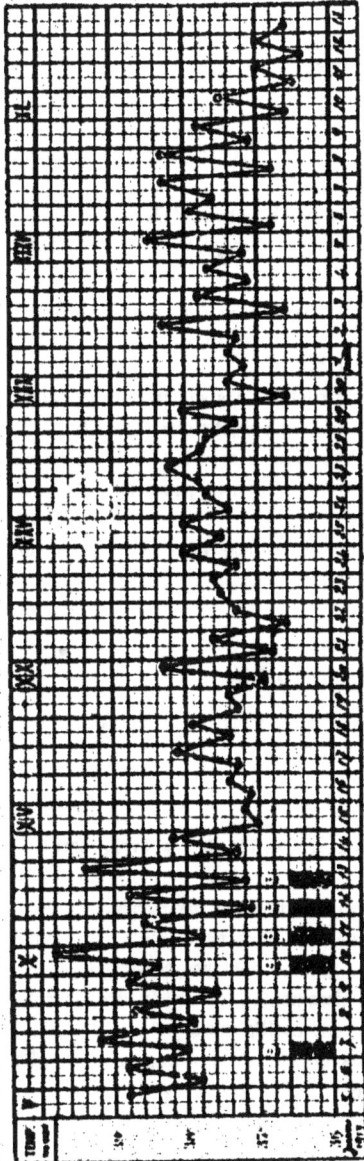

Forme moyenne, amélioration le 16 juin.

pendant quarante jours un fils de 14 ans, atteint de fièvre typhoïde, lorsque sa maladie a débuté par des courbatures et de la céphalée.

*5 juin :* B... est abattu et taciturne ; il paraît très fatigué. La langue est très sèche, saburrale. Pas de signes intestinaux, pas de diarrhée ; la rate est légèrement augmentée de volume ; urines peu abondantes, sans albumine. Le séro-diagnostic est positif au 1/150°, l'hémoculture est négative.

*7 juin : Vaccin sensibilisé, 2 cc.* Réaction locale très vive autour de la piqûre, plaque érythémateuse diffuse ; légère induration ; la rougeur s'étend jusqu'au pli inguinal comme une traînée de lymphangite tronculaire ; pas d'adénopathie.

L'état général est stationnaire.

*8 juin :* La plaque persiste, de coloration plus pâle.

*9 juin : A* peine un peu de rougeur.

*10 juin :* L'érythème a disparu, à l'exception

d'une petite zone de 1 cm. de diamètre encore visible autour de la piqûre.

*Vaccin sensibilisé 2 cc.*: Réaction très légère. La céphalée a totalement disparu, mais le malade se plaint vivement d'une douleur au creux épigastrique, qu'il avait déjà ressentie maintes fois étant bien portant. La langue humide, est très étalée et saburrale.

*11 juin: Vaccin sensibilisé 2 cc.*

*12 juin: Vaccin sensibilisé 2 cc.* Réaction légère.

*13 juin: Vaccin sensibilisé 2 cc.* A peu près même état, la gastralgie persiste.

*16 juin:* Amélioration; le malade reprend son entrain. Les nuits sont bonnes. La diurèse se maintient depuis trois jours à 4 litres. Plus de douleur gastrique.

*21 juin:* Bon état. Rien de particulier à signaler, la température est peu élevée; à nouveau, la douleur épigastrique reparaît.

*29 juin:* Le malade se trouve bien; l'appétit s'éveille très vif, mais la température subit, parfois, de petites poussées vespérales. L'apyrexie n'est définitive que le 14 juillet, bien que, depuis longtemps déjà, on pût considérer le malade comme hors de tout danger.

## OBSERVATION VI

Due à l'obligeance de M. le Professeur RISTAL
Recueillie par M. BELFORT

### Forme grave

B... Claire, 22 ans, repasseuse, entrée le 14 avril, sortie le 26 mai.

Fatiguée depuis quelque temps; anorexie, dyspepsie, constipation. Dans le début d'avril, ces malaises augmentent; le 7 avril au soir, céphalée, fatigue plus grande, douleurs cervicales, fièvre. Elle s'alite; le lendemain, vomissements; la température, le soir, est de 39°. Les jours suivants, elle oscille entre 38°5 et 39; le 12, subdélire; le 13, agitation plus grande; le 14, très fatiguée, elle entre à l'Hôtel-Dieu. La température vespérale est de 40°2.

Pas de ballonnement ni de gargouillement, matité splénique augmentée. Diarrhée.

Râles de bronchite aux deux poumons.

Séro-diagnostic positif.

*Vaccin sensibilisé 2 cc.* Rougeur (4 cm. sur 2 cm.). Douleur locale.

15 avril: *Vaccin sensibilisé 2 cc.* Réaction consécutive de l'étendue d'une pièce de 5 francs.

Eruption de taches rosées lenticulaires.

16 avril: *Vaccin sensibilisé 2 cc.* Réaction très légère.

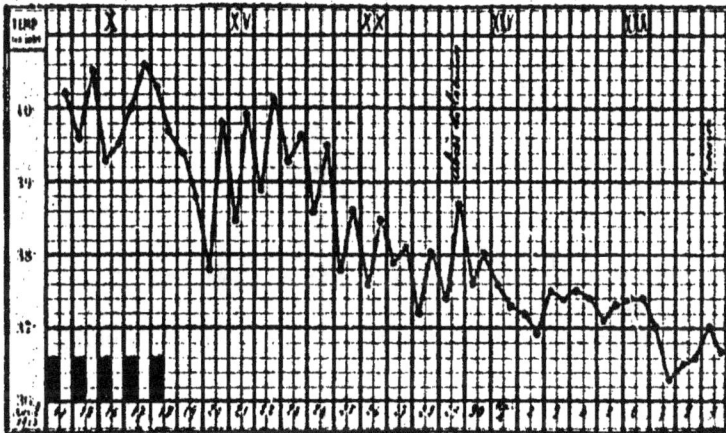

Forme grave, amélioration, 19 avril. Abcès de la cuisse.

17 avril: *Vaccin sensibilisé 2 cc.* Un peu de rougeur (pièce de 2 francs).

18 avril: Sensation d'étouffement, la nuit précédente; toux légère; signes de bronchite. Léger saignement des gencives.

*Vaccin sensibilisé 2 cc.* Les taches rosées sont plus foncées et plus nombreuses.

19 avril: Apparition des règles à leur date normale. La température, dans les trois derniers jours, baisse de 2 degrés; elle est actuellement au-dessous de 38°.

L'état général est excellent; l'agitation du début a complètement disparu, la diurèse est bonne, de 2 à 3 litres par jour. Presque pas de diarrhée.

*20 avril:* Crachats teintés de sang. Pas de signes pulmonaires nets, légère augmentation des vibrations vocales à droite. Râles de bronchite abondants. La bronchite s'atténue les jours suivants.

*25 avril:* Plus de bronchite.

*28 avril:* Diurèse augmentée. 2.500.

*29 avril:* Douleur au niveau de la dernière piqûre.

*30 avril:* Noyau induré à la cuisse avec douleurs pulsatiles, présente de la fluctuation au centre, *le 5 mai.*

*9 mai:* Incision de l'abcès; le pus donne des staphylocoques à l'état de pureté.

*10 mai:* Début de l'alimentation. Convalescence normale.

### OBSERVATION VII
Recueillie dans la Clinique de M. le Professeur MOSSE
Personnelle
**Forme moyenne**

M... M.-L., 20 ans, ménagère, entrée le 5 août, sortie le 25 septembre 1913.

A été prise des premières manifestations alors qu'elle allaitait son enfant âgé de 3 mois. Le 30 juillet, M... se plaint de céphalée, de nausées, d'abattement; le lendemain, après une nuit d'insomnie, elle est très fatiguée et ne peut se lever. La diarrhée survient peu de temps après.

Le 5 août: Elle entre à l'hôpital. Le faciès est fatigué, les muqueuses pâles. Abattement assez accusé. La céphalée est vive, la langue saburrale. La voix est nasonnée. Il existe sur le pilier droit et sur le voile du palais deux ulcérations recouvertes de fausses membranes (staphylocoque). Le ventre est modérément ballonné; pas de taches rosées; gargouillement dans la fosse iliaque. Rate augmentée de volume. Bronchite légère. Pouls régulier mais rapide, 140. Pas d'albumine dans les urines. Séro-diagnostic positif à 1/150. Hémoculture négative.

*Traitement:* Régime lacté. Deux lavements froids par jour.

*Injection de 2 cc. de vaccin sensibilisé:* Réaction locale de moyenne intensité.

6 et 7 août: Même état, abattement, diarrhée, le pouls est moins rapide, 120, mais la tension faible. Les ulcérations du volle n'ont pas gagné en étendue.

8 août: Légère agitation nocturne; bronchite.

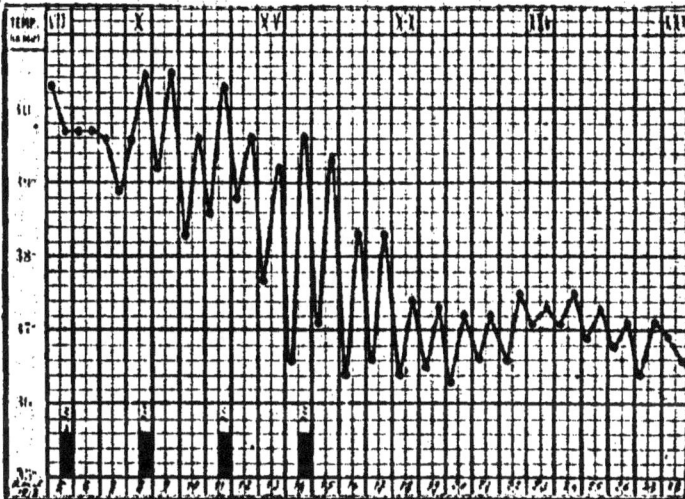

Forme moyenne. Complication pulmonaire le 10 août (congestion de la base droite). Défervescence rapide à grandes oscillations.

*Injection de 2 cc. de vaccin sensibilisé:* Réaction locale peu intense. Les fausses membranes ont disparu sur le volle.

9 août: Etat général stationnaire; bronchite assez intense. Pouls rapide. (Adrénaline 20 gouttes sol. au 1/1000ᵉ.)

10 août: Quelques crachats sanguinolents, obscurité respiratoire à la base droite. Adrénaline, ventouses.

*Injection de 2 cc. de vaccin sensibilisé:* Réaction nette.

11 août: Diarrhée abondante dans la nuit, quelques intermittences

dans le pouls (124). Dyspnée 35 resp. Râles sous-crépitants fins à la base droite. Adrénaline. Poussée de taches rosées.

12 août : Etat général satisfaisant ; les phénomènes pulmonaires s'atténuent. Pouls 120, plus régulier.

13 août : Amélioration nette. Temp., 37°5 ; le pouls reste encore à 120, bien frappé. Diurèse bonne jusqu'ici, 2.000 cc.

14 août : Très bon état. Les lésions pulmonaires sont à peu près guéries ; pouls, 120.

*Injection de 2 cc. de vaccin sensibilisé :* Pas de réaction.

15 août : Plus de diarrhée. Le pouls se ralentit, 110.

16 août : La diurèse monte à 3 litres. Le pouls et la température baissent. L'état général est excellent.

17 août : La langue se dépouille ; l'appétit revient ; la malade se déclare tout à fait bien.

18 août : Suppression de l'adrénaline maintenue jusque-là. Le pouls est à 80. La température du soir est de 37°4. Dès ce moment, après une période de constipation assez longue, la malade est en bonne voie de guérison. Le 28 août, la défervescence est complète.

## OBSERVATION VIII

Due à l'obligeance de M. le Professeur RISPAL
Recueillie par M. BELFORT

### Forme moyenne, Phlébite

Be... Augusta, 20 ans, journalière. Entrée le 7 avril 1913, sortie le 26 juillet.

A toujours été chétive, mais pourtant n'a jamais eu de maladies sérieuses.

Le *31 mars*, dans la journée, lassitude, douleurs musculaires dans le dos et le cou, maux de tête violents. B... s'alite ; dans la nuit, insomnie alternant avec sommeil inquiet, rêves incoordonnés, fièvre. Le matin, diarrhée jaunâtre.

Pendant la journée du 1er avril, Be... garde le lit, elle a des vomissements, mais le lendemain, elle se lève, vaque à ses occupations. Le soir, elle s'alite définitivement.

Le 7 avril, elle est admise à l'Hôtel-Dieu. Entre temps, l'intolé-
rance gastrique persiste, ainsi que la diarrhée ; la malade a une
épistaxis.

*Examen :* Température, 38°8. Pouls, 100. La langue est saburrale, rôtie sur les bords et la pointe ; le ventre est légèrement ballonné, douleurs et gargouillement dans la fosse iliaque droite ; taches rosées lenticulaires. Diarrhée : 4 selles dans les 24 heures.
Râles de bronchite avec prédominance aux bases. Urines fon-

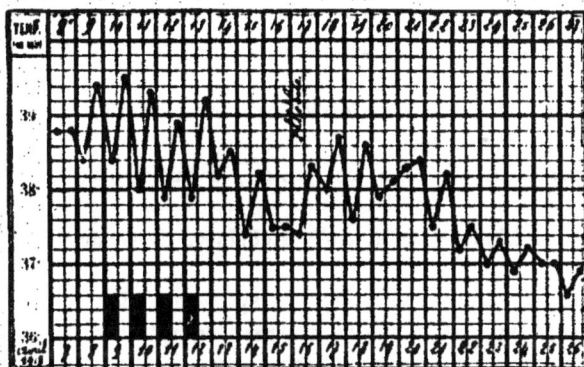

Forme moyenne. Amélioration le 13 avril. Phlébite de la
jambe gauche, convalescence très troublée. Le 25 juillet, la
malade est encore subfébrile.

cées, sans albumine. Céphalée, lassitude, insomnie. Séro-diagnostic positif au 1/100°.

*9 avril :* Vaccin sensibilisé 2 cc. ; rougeur et douleur locale.

*10 avril :* Vaccin sensibilisé 2 cc. ; pas de rougeur, douleur au
niveau de la piqûre. Diarrhée.

*11 avril :* Vaccin sensibilisé 2 cc. ; rougeur de l'étendue d'une
pièce de 1 franc ; douleur à la pression.

*12 avril :* État satisfaisant, pas d'abattement, pas de diarrhée ;
langue encore un peu blanche à la base. Diurèse 1500 cc.

Vaccin sensibilisé 2 cc. ; réaction légère.

*14 avril :* Depuis la veille, la température s'abaisse ; la diurèse a
augmenté : 2000 cc.

*16 avril :* On ne constate plus aucune rougeur au niveau des quatre piqûres. Etat toujours satisfaisant. Légère douleur à la racine de la cuisse.

*17 avril :* Pendant toute la nuit précédente, légère douleur dans le mollet gauche, réveillée par la pression sur une ligne correspondant au trajet de la saphène depuis la jambe jusqu'à la racine de la cuisse. Pas de rougeur, mais légère induration. La température est de 38°, le pouls à 82.

*18 avril :* Il semble qu'il existe un cordon induré à la partie supérieure de la cuisse. Dans la suite, les douleurs s'atténuent et disparaissent. Le pouls ne dépasse pas 94 ; l'état général est excellent.

*25 avril :* La petite poussée thermique est terminée.

*28 avril :* Alimentation.

*30 avril :* Crise urinaire : de 1500 cc., la diurèse s'élève à 3 litres.

*1er mai :* L'œdème de la jambe a diminué, l'apyrexie se maintient.

*8 mai :* Légère recrudescence des symptômes locaux : douleur légère ; la température s'élève au-dessus de 37° et le lendemain matin à 37°3, pour retomber le soir à 36°9.

Depuis le *10 mai* jusqu'au *19 mai,* pas de fièvre, mais, à partir de cette date la malade a de la diarrhée. On institue la diète lactée.

Vers le début de juin, la température matinale descend au-dessous de 37°, mais le soir elle s'élève légèrement encore au-dessus. La diarrhée a disparu, la langue est nette. Tous les soirs, la malade se plaint de lancements douloureux dans le mollet. On reprend l'alimentation qui est bien tolérée.

Du *28 juin* au *10 juillet,* nouvelle petite recrudescence thermique ; à deux reprises (2 et 6 juillet), 38°. Période d'apyrexie de deux jours (11 et 12 juillet) suivie encore d'oscillations au voisinage de 38°. La diarrhée a reparu.

Le *23 juillet,* la malade demande son exéat ; elle est encore subfébrile, pas de nouvelles depuis.

## OBSERVATION IX

Recueillie dans le service de M. le Professeur Mossé, suppléé
par M. le Professeur Ducuus

Personnelle

### Forme de moyenne intensité

Fau... Jean, 18 ans, homme de peine. Entré le 8 mai. Sorti
le 15 juin 1913.

A eu un chancre mou avec adénite suppurée, deux mois aupa-
ravant. Depuis quelques jours (20 avril environ) F... se trouve
fatigué : la tête est lourde, la langue chargée. Le 29 avril, survien-

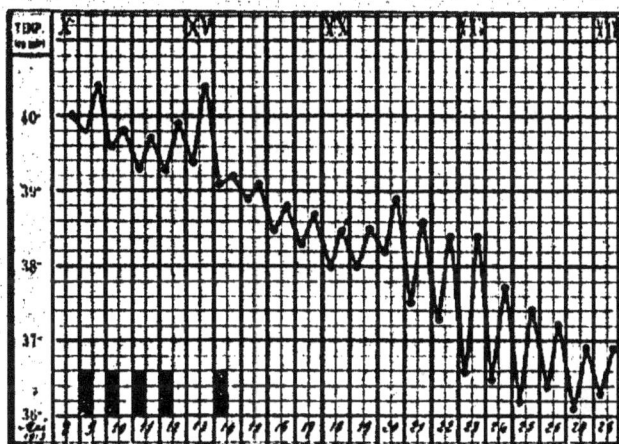

Forme moyenne. Amélioration le 14 mai.

nent des maux de tête assez violents, de la fièvre. Il souffre de la
gorge. Le lendemain, la gêne de la déglutition s'atténue ; le 1ᵉʳ mai
l'angine est à peu près guérie, mais la fièvre, la céphalée persistent. La constipation qui existait jusque-là, a fait place à de la
diarrhée. Les jours suivants, la fièvre, la lassitude, la céphalée se
maintiennent.

Le *8 mai :* Entrée à l'Hôte-Dieu. Léger abattement, faciès animé, langue saburrale, amygdales grosses et rouges. Pas de ballonnement abdominal, pas de taches rosées, pas de douleur ni de gargouillement dans la fosse iliaque droite. La rate est perceptible à la percussion. Diurèse faible ; pas d'albumine. Séro-diagnostic positif.

*9 mai :* *Vaccin sensibilisé,* 2 cc. ; réaction locale presque nulle, un peu de rougeur.

*10 mai :* Même état. *Vaccin sensibilisé 2 cc* ; rougeur légère un peu étendue.

*11 mai :* Epistaxis très abondante qui nécessite un tamponnement antérieur. *Vaccin sensibilisé,* 2 cc. Pas de réaction.

*12 mai :* Etat général stationnaire. Diarrhée assez abondante, la zone de matité splénique s'est étendue. Diurèse : 3 litres. *Vaccin sensibilisé,* 2 cc. Légère réaction locale.

*13 mai :* Exacerbation de la température vespérale, 40°4 ; pouls, 100.

*14 mai :* Le malade est moins abattu ; la langue est humide, la température a baissé. *Vaccin sensibilisé,* 2 cc. Réaction très légère.

*15 mai :* La céphalée disparaît. Diarrhée encore abondante.

*21 mai :* La température s'est abaissée progressivement, l'état général est excellent ; depuis quatre jours, la diarrhée a disparu ; la diurèse a atteint brusquement 4.500 cc. la veille. Elle est à 5.000 cc. actuellement.

Le *27 mai,* la température est normale, la convalescence se poursuit régulièrement.

## OBSERVATION X

Due à l'obligeance de M. le Professeur RISPAL
Recueillie par M. BELFORT

### Forme adynamique

Ga... Guillaume, 52 ans, garde barrière ; surmené depuis deux mois par la maladie d'une de ses fillettes, âgée de 10 ans, atteinte de fièvre typhoïde. Il est impossible de préciser le début de sa maladie. Des troubles mentaux ont les premiers attiré l'attention de sa famille : « il est comme idiot », dit sa femme, en l'amenant le *23 juin*.

Le *21 juin*, le malade, très abattu, a de nombreuses selles diarrhéiques ; il tousse et vomit.

Le *25 juin*, séro-diagnostic positif au 1/150' et hémoculture positive. Abattement, somnolence, indifférence absolue, délire noc-

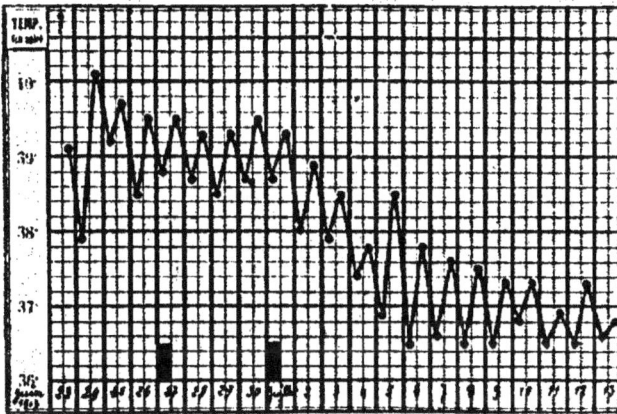

Forme adynamique grave ; amélioration le 2 juillet.

turne. Le terrain paraît peu favorable : état d'amaigrissement très prononcé. Langue épaisse, très chargée ; vomissements ; 7 à 8 selles par jour. Gargouillements et douleurs dans la fosse iliaque droite ; rate augmentée de volume ; pas de taches rosées ; bronchite bilatérale. Diurèse, 1,500 cc. ; pas d'albumine.

*26 juin* : Même état.

*27 juin* : La situation paraît très grave ; le malade est inerte ; la langue absolument rôtie, les lèvres sèches couvertes de fuliginosités avec de l'herpès. La diarrhée est profuse, l'alimentation presque impossible.

*Vaccin, 2 cc.* La réaction consécutive est très faible ; les trois jours suivants l'état reste à peu près le même, tout espoir paraît perdu; pourtant, le pouls peu rapide demeure régulier et bien frappé.

*1er juillet*: Etat de torpeur profonde.

*Vaccin, 2 cc.*; réaction légère, dès le lendemain la température paraît baisser progressivement, la prostration se dissipe et en l'espace de deux à trois jours, on assiste à une véritable résurrection.

*5 juillet*: La température matinale est de 36°9; la langue est moins chargée; la diarrhée persiste. Après quelques oscillations entre 36 et 38°, l'apyrexie est définitive le *13 juillet*; la diurèse s'est élevée progressivement depuis le 9 juillet, pour atteindre le *14 juillet*: 3.800 cc. On alimente le malade le *16 juillet*.

## OBSERVATION XI

Recueillie dans le service de M. le Professeur Mossé

Suppléé par M. le Professeur Dalous

### Forme moyenne

S... Joséphine, 19 ans,, brodeuse. Entrée le 21 mai 1913, sortie le 6 juillet.

A été atteinte de chorée à l'âge de 12 ans, n'a pas présenté

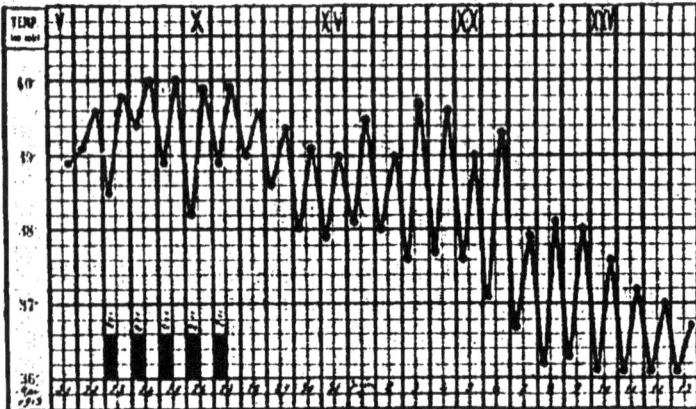

Forme moyenne ; amélioration le 26.

de manifestations cardiaques, jouit habituellement d'une bonne santé.

Après quelques jours d'anorexie et de fatigue, le 17 mai S... se plaint de céphalée ; la lassitude augmente ; la fièvre apparaît les jours suivants ; les règles sont avancées.

Le 21 mai : Hospitalisation ; depuis deux jours, subdélire nocturne.

Le 22 mai : Léger abattement, langue sèche, pas de météorisme ; rate augmentée de volume (trois travers de doigt sur la ligne axillaire) ; diarrhée peu abondante. Quelques râles humides disséminés. Diurèse bonne : 2 litres ; pas d'albumine. Séro-diagnostic positif au 1/100°.

23 mai : Même état. *Vaccin sensibilisé, 2 cc.* Un peu de rougeur.

24 mai : *Vaccin sensibilisé, 2 cc.* Un peu de rougeur.

25 mai : *Vaccin sensibilisé, 2 cc.* Un peu de rougeur.

26 mai : *Vaccin sensibilisé, 2 cc.* Un peu de rougeur.

L'état général est meilleur ; le faciès est moins animé, la langue plus nette.

27 mai : *Vaccin sensibilisé, 2 cc.* Même état.

29 mai : Bon état ; la langue reste blanche. La matité splénique mesure cinq travers de doigt sur la ligne axillaire.

31 mai : Pas de diarrhée ; les températures matinales baissent régulièrement ; quelques exacerbations le soir. Le malade est en excellent état.

3 juin : Les signes pulmonaires du début ont disparu. Etat très satisfaisant.

7 juin : La langue est tout à fait dépouillée, l'appétit renaît. Jusqu'au moment de l'apyrexie aucun incident n'est à signaler.

17 juin : La convalescence commence.

20 juin : Alimentation.

## OBSERVATION XII

Résumée par M. le Professeur BAYLAC

### Fièvre typhoïde de moyenne intensité. Rechute

A... Louis, 18 ans, représentant de commerce. Entré le 21 mai 1913. Sorti le 3 juillet.

Le *12 mai :* Brusquement A... est pris de céphalée et de fièvre ; le lendemain, assez abattu, il se met au lit. Diarrhée abondante. Epistaxis le 14. Les jours suivants, la céphalée persiste ; la diarrhée reste abondante (6 selles par jour).

Le *21 mai :* Hospitalisation. A... se présente avec les symptômes d'une fièvre typhoïde de moyenne intensité. L'abattement est marqué, la langue sale. Pas de taches rosées, ventre légèrement ballonné, gargouillements dans la fosse iliaque droite. Diarrhée assez abondante. Séro-diagnostic positif à 1/100ᵉ.

*Traitement :* Régime lacté absolu (3 litres par jour), deux lavements froids par jour avec un litre d'eau salée à 5 o/oo ; benzo-naphtol, vin de kola.

*23 mai :* Pas de changement dans l'état du malade.

*Injection de 2 cc. de vaccin sensibilisé,* pas de réaction locale.

*24 mai :* même état.

*2ᵉ injection de 2 cc. de vaccin sensibilisé,* pas de réaction locale.

*26 mai :* Diarrhée moins abondante.

*3ᵉ Injection de 2 cc. de vaccin sensibilisé,* légère réaction ; rougeur localisée, douleur à la pression.

*27 mai :* l'état général peu atteint ; léger abattement, mais pas de torpeur ; la langue est saburrale. Diarrhée bien moins abondante, abdomen souple, indolore. La diurèse peu abondante les jours précédents, s'élève d'une manière sensible et atteint 1900 cc. traces très légères d'albuminurie, matité splénique peu considérable sur la ligne axillaire.

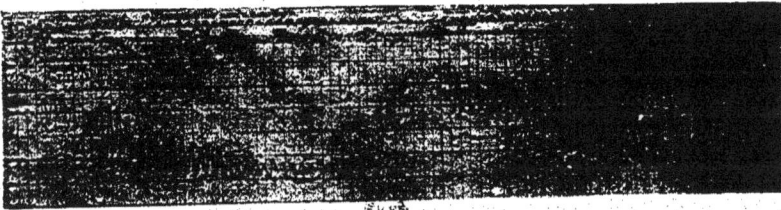

OBSERVATION XII. — **Forme de Moyenne Intensité — Rechute**
(Courbe dûe à l'obligeance de M. le Professeur BAYLAC)

*28 mai :* La diarrhée a cessé. *Diurèse :* 4 litres.

*3 juin :* Amélioration considérable. La somnolence des jours précédents a disparu. La température a baissé par grandes oscillations. Dans les jours qui suivent, les oscillations continuent, mais avec une aptitude moindre.

*Le 10 juin,* la température vespérale est au-dessous de 37° et s'y maintient. La diurèse qui s'était maintenue à 4 litres régulièrement, monte à 5 litres et atteint les jours suivants 6 litres et même 7 litres.

*Le 13 juin :* Alimentation.

Le malade sort le 3 juillet en parfait état ; il a presque récupéré son embonpoint primitif.

*Le 6 juillet, après vingt-huit jours d'apyrexie complète,* il est à nouveau pris de fièvre, de céphalée, d'inappétence ; il présente tous les symptômes d'une rechute qui durera 26 jours c'est-à-dire presque autant que la première atteinte. La température est même plus élevée puisque le malade touche 40°4. A aucun moment, le malade n'a d'ailleurs paru en danger.

« *En résumé,* il s'agit d'un cas de fièvre typhoïde de moyenne intensité, chez un jeune homme de 18 ans, robuste et bien constitué ; l'injection de 6 cc. de virus sensibilisé de Besredka, n'a provoqué chez lui qu'une très légère réaction locale ; mais elle parait s'être accompagné d'une diurèse extrêmement abondante ; l'évolution de la maladie a été régulière et de courte durée et au vingt-neuvième jour la température était tombée au-dessous de 37° Le malade paraissait complètement guéri ; il avait repris son embonpoint et il avait même quitté l'hôpital quand, après vingt-huit jours d'apyrexie complète, il fut pris à nouveau de phénomènes typhoïdes et présenta les symptômes d'une rechute dont la durée et la gravité furent sensiblement égales à celles de la première atteinte.

La vaccinothérapie a été ici, très bien tolérée ; mais elle ne parait pas avoir atténué sensiblement l'infection éberthienne, puisque une rechute s'est produite malgré l'injection de 6 cc. de virus sensibilité de Besredka. »

## OBSERVATION XIII

Due à l'obligeance de M. le Professeur RISPAL
Recueillie par M. BELFORT

### Forme moyenne. Rechute

B... Marie, 23 ans, domestique. Entrée le 12 mai 1913. Sortie le
24 juillet.

A été dans son enfance chétive et de santé précaire ; souffre
habituellement de constipation ; les règles sont douloureuses.

Depuis une quinzaine de jours, B... se sent fatiguée ; le 2 mai,
règles très abondantes et deux jours plus tard apparait une épistaxis légère qui se répète encore dans la huitaine.

Le 9 mai, l'abattement augmente, avec des tendances à la syn-
cope. Alitement.

Le 12 mai, B... entre à l'hôpital avec tous les symptômes d'une
fièvre typhoïde d'intensité moyenne ; la diarrhée est abondante et
fétide, le séro-diagnostic est positif au 1/60°.

Le 13 mai : Vaccin sensibilisé, 2 cc.

Le 14 mai : Vaccin sensibilisé, 2 cc. Diarrhée.

Le 15 mai : Vaccin sensibilisé, 2 cc. La diarrhée persiste, l'abattement est assez marqué. L'état général est assez satisfaisant.
Peu de ballonnement, à peine léger gargouillement dans la
fosse iliaque. La matité splénique mesure quatre travers de doigts
en hauteur. Toux légère, quelques sibilances au poumon gauche.

16 mai : Vaccin sensibilisé, 2 cc. Après chaque injection, réaction locale légère : un peu de rougeur, d'induration et de douleur
provoquée qui s'atténuent le lendemain.

18 mai : L'état général est meilleur ; l'accablement moins considérable ; la diarrhée persiste.

19 mai : Dans la nuit précédente, agitation extrême avec secous-
ses convulsives hystériformes pendant trois heures environ ; la
malade est très fatiguée le matin.

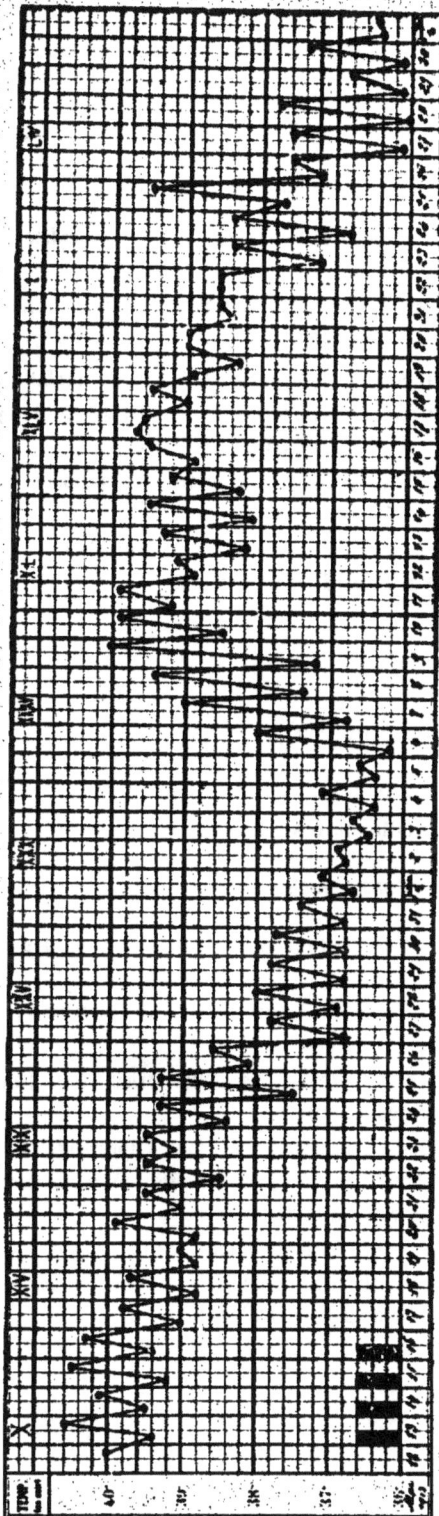

20 mai : Diarrhée
encore abondante,
langue saburrale.
Diurèse faible, 500
grammes, sans albu-
mine ; il n'existe
pas d'agitation.

Depuis ce mo-
ment l'état s'amé-
liore progressive-
ment, la diarrhée
diminue, la diurèse
augmente. A par-
tir du 20 mai, la dé-
fervescence s'éta-
b.it. En deux jours
la température s'a-
baisse d'un degré,
puis décroit par
faibles oscillations.

Le 2 juin, l'apy-
rexie est complète.
La crise urinaire
survient le 3 juin :
5.500 cc. sont émis
dans les vingt-qua-
tre heures. La cons-
tipation a remplacé
la diarrhée.

A partir du 6
juin, la températu-
re s'élève à nou-
veau et avec rapi-
dité, par grandes
oscillations, sans que
l'état général pa-
raisse bien touché ;

Forme moyenne ; amélioration le 20 mai.
Rechute.

la diurèse fléchit mais reste encore abondante (3.500 cc.) Il existe de
la diarrhée.

Le *10 juin* : Léger degré d'abattement. L'*hémoculture effectuée
ce jour-là donne des colonies d'Eberth*.

Le *15 juin*, la diarrhée disparaît, mais la fièvre se maintient
é'evée ; elle persiste encore élevée jusqu'au 20 juin sans qu'il n'y
ait rien de particulier à signaler dans l'état généra'.

Le *20 juin*, la convalescence commence et se continue sans incidents. Le 8 juillet, reprise de l'alimentation.

En somme, rechute sans retentissement marqué sur l'état général, mais dont la durée a dépassé trois semaines.


## OBSERVATION XIV

Due à l'obligeance de M. le Professeur RISPAL.
Recueillie par M. BILFONT

### Forme moyenne

Sa.., Marie, 21 ans. Bonne. Entrée le 14 juin. Sortie le 24 juillet 1913.

Jeune bonne habitant Toulouse depuis le mois de novembre, a
eu de l'anémie et des crises d'hyperchlorhydrie.

Après quelques jours d'anorexie, Sa... est prise le 0 juin
de céphalée, de fièvre, de courbature.

Le lendemain les malaises persistent, et dans l'après-midi elle
a une épistaxis assez abondante. Le 9, elle s'alite ; le 10, la diarrhée apparaît, la fièvre s'élève à 40°.

Le 14, elle est hospitalisée. Passablement abattue, langue saburrale ; gargouillement, diarrhée abondante, 5 à 6 selles. La
rate mesure 7 c. et demi sur la ligne axillaire.

Foie légèrement hypertrophié.

Submatité et obscurité respiratoire à la base du poumon droit. Cœur normal.

Hémoculture et séro-diagnostic positifs.

*15 juin:* Même état. 5 selles diarrhéiques.

*16 juin: Injection de 2 cc. de vaccin;* état stationnaire.

*17 juin:* Légère réaction locale limitée, rougeur légère. La matité splénique mesure 8 c. 5 sur la ligne axillaire. *Vaccin sensibilisé, 2 cc.* Réaction locale peu marquée.

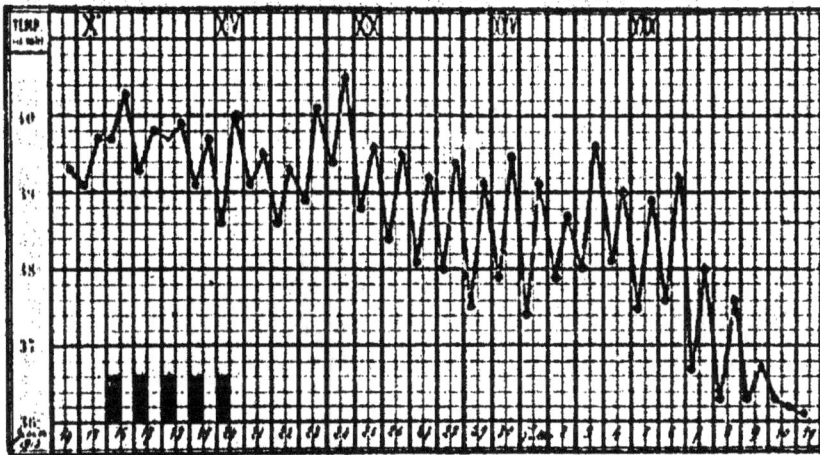

Forme moyenne. Amélioration. 22 juin.

*18 juin:* Diurèse faible. Diarrhée abondante. *Vaccin sensibilisé, 2 cc.* Pas de réaction.

*19 juin: Vaccin sensibilisé 2 cc.* Les dimensions de la rate restent à peu près les mêmes, 9 cm. Pas de réaction.

*20 juin: Vaccin sensibilisé 2 cc.* Diarrhée abondante.

*21 juin:* Rate 10 cm. Presque pas de réaction au niveau de la dernière piqûre. Amélioration légère ; abattement moindre. La céphalée a disparu.

*22 juin au 22 juillet:* L'état s'améliore progressivement la diarrhée s'atténue et disparaît. La langue est humide, peu chargée.

*3 juillet:* Crise urinaire 3000 cc. De ce jour les températures matinales baissent progressivement; la défervescence se fait avec de grandes oscillations.

9 *juillet:* Apyrexie. La convalescence débute mais la constipation opiniâtre amène le 11, une légère élévation à 37°3 qui s'accentue les jours suivants et atteint 38°1. Le 15 au matin un lavement huileux a raison de ces accidents stercorémiques.

Le 16, l'apyrexie est définitive. Début de l'alimentation le 22 juillet.

## OBSERVATION XV

Due à l'obligeance de M. le Professeur RISPAL.
Recueillie par M. BELFORT

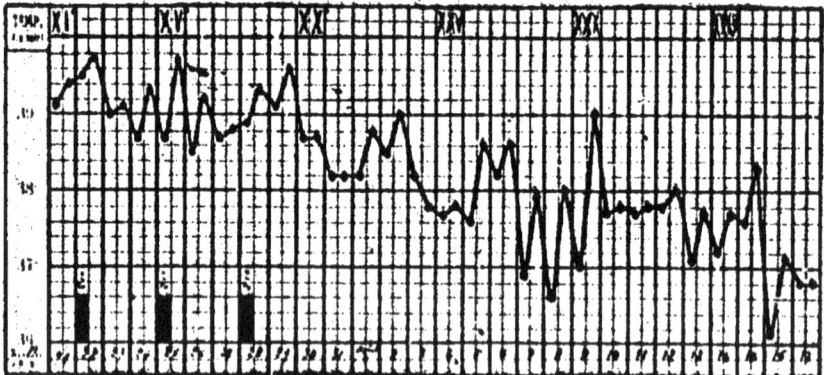

Forme moyenne. Amélioration le 28 juillet. Du 27 août au
9 septembre, petite rechute

L. Noélie, 32 ans, ménagère. Entrée aux Isolés le 19 juillet 1913. Sortie le 20 septembre.

L... soignait depuis un mois et demi sa fillette atteinte de fièvre typhoïde, lorsqu'elle a commencé à être malade.

*Le 11 juillet:* Céphalée, vomissements. Dans les jours qui précèdent son entrée, la fièvre se maintient autour de 40° avec une légère rémission le 16 (matin, 37°4. Soir, 37°8).

*17 juillet:* Léger abattement, aspect fatigué. La langue est peu chargée. Météorisme abdominal. Gargouillements dans la fosse iliaque. Pas de diarrhée.

Matité splénique : 5 cc. sur la ligne axillaire. Bronchite à gauche. Diurèse faible.

*22 juillet:* L'abattement est maintenant très marqué. Le soir la diarrhée apparaît.

*Vaccin sensibilisé 2 cc.,* à peine un peu de douleur consécutive, pas de rougeur.

*25 juillet:* L'état reste stationnaire. Abattement, diarrhée. *Vaccin sensibilisé 2 cc.* Rougeur peu étendue.

*28 juillet:* La température reste en plateau. Mais l'état général est meilleur. L'abattement est moins profond ; la diarrhée a diminué. *Vaccin sensibilisé 2 cc.* Pas de réaction locale.

*30 juillet:* Amélioration nette. La langue se déterge, plus de diarrhée. Diurèse assez abondante (3 litres). Apparition de trois furoncles à la fesse droite.

*5 août:* La diarrhée reparaît sans que l'état général se soit altéré.

*9 août:* La diarrhée persiste. Gargouillement dans la fosse iliaque. Langue chargée. Pas d'autres modifications. Les trois premiers furoncles sont en voie de guérison; un quatrième se développe dans la région coccygienne.

*15 août:* Disparition de la diarrhée.

*17 août:* Apyrexie.

*21 août:* Vomissement isolé.

*26 août:* Alimentation.

*27 août au 9 septembre:* La température monte à nouveau et atteint plusieurs jours 38°5. Constipation opiniâtre qui cède à un léger purgatif. La température baisse aussitôt.

## OBSERVATION XVI

Recueillie dans le service de M. le Professeur RISFAL.
Suppléé par M. le Professeur agrégé SOREL.

Personnelle.

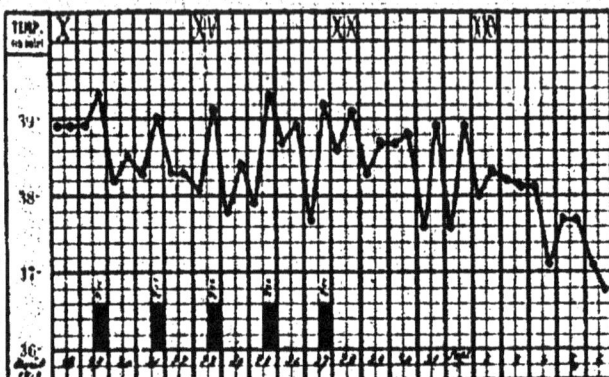

Forme moyenne. Amélioration, 20 août. Températures vespérales prises avant l'injection.

Fan... Jean, 32 ans, mécanicien. Entré le 18 août. Sorti le 5
octobre 1913.

F... a commis des excès de boisson. Une quinzaine de jours
avant son hospitalisation, il a eu un écrasement de l'extrémité
d'un doigt dont il n'est pas encore rétabli.

Le 18 août il entre à l'Hôtel-Dieu. Depuis une dizaine de jours,
F... se sent fatigué, mal à l'aise ; le 13 août, la céphalée débute.
Il a de la fièvre. Cet état va s'accentuant.

*Examen :* Langue très sèche. Fuliginosités sur les lèvres et les
dents, abdomen légèrement  forisé, non douloureux ; gargouillements dans la fosse iliaque. Taches rosées lenticulaires. Diarrhée abondante.

La matité splénique mesure 6 cm. sur la ligne axillaire. Rien
à signa'er dans l'examen des autres appareils. Pas d'albumine.
Léger degré d'excitation. État général assez touché. Amaigrisse-

ment. Tremblement éthylique. *Hémoculture positive. Séro-diagnostic positif* au 1/500°.

*19 août:* Même état. *Vaccin sensibilisé, 2 cc.* Réaction locale de moyenne intensité.

*20 août:* La nuit a été calme, la céphalée a disparu. Le malade accuse spontanément une amélioration considérable. La matité splénique a doublé de volume. Diarrhée encore abondante (5 selles dans la nuit). La langue demeure encore sèche.

*21 août:* Pas de diarrhée. Eruption très abondante de taches rosées lenticulaires. La réaction persiste au niveau de la piqûre de vaccin, la rougeur est devenue légèrement diffuse. Petit point de côté dans l'hypochondre gauche; les dimensions de la rate sont les mêmes. *Vaccin sensibilisé, 2 cc.*

*22 août:* Deux selles dans la nuit. Le point de côté persiste. Réaction locale de l'étendue d'une pièce de 5 francs. Au niveau de la première piqûre la rougeur a disparu.

*23 août:* Etat général excellent; le malade s'intéresse à ce qui se passe autour de lui; son point de côté a disparu. Une ou deux selles diarrhéiques dans les vingt-quatre heures.

*25 août: Vaccin sensibilisé, 2 cc.* Réaction légère. Même état satisfaisant.

*27 août: Vaccin sensibilisé, 2 cc.* Légère réaction, l'appétit se réveille; la langue est nette, humide.

*29 août:* La diurèse passe brusquement de 1.000 cc. à 4.000 cc.

*30 août:* Petite recrudescence de la diarrhée (trois selles).

*31 août:* Plus de diarrhée. Diurèse: 6 litres. La température n'est plus très élevée; le pouls excellent. La matité splénique reste stationnaire.

*2 septembre:* La diurèse se maintient élevée. La température commence à baisser. — Le 6 septembre l'apyrexie est définitive. La convalescence se poursuit sans incidents.

## OBSERVATION XVII

Malade de la Clinique de M. le Professeur Mossé

### Forme moyenne

G... J., 20 ans, terrassier. Entré le 2 septembre. Sorti le 16 octobre 1913.

L'observation de ce malade n'a pas été recueillie avec assez de détails pour nous permettre de la reproduire. Les renseignements que nous fournissons ont été recueillis sur la courbe.

Le malade en est au sixième jour de sa fièvre typhoïde lorsqu'il se présente à l'Hôtel-Dieu. La vaccinothérapie a été commencée

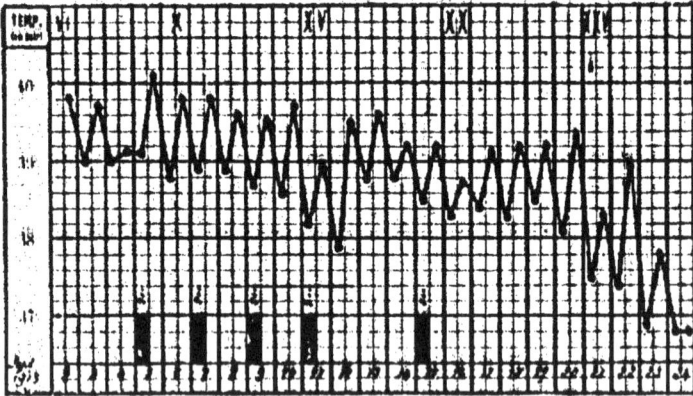

Obs. XVII. — Forme moyenne. Diurèse abondante (4,000 cc.) dès le 14e jour

le neuvième jour avec 2 cc. de virus sensibilisé. Quatre autres injections de 2 cc. ont été pratiquées les onzième, treizième, quinzième et dix-neuvième jour. La durèse faible les premiers jours 1.000 cc. s'est élevée le douzième jour (le lendemain de la deuxième injection à 2.750 cc. et a continué à augmenter progressivement jusqu'à atteindre 4 litres le dix-neuvième jour et s'est maintenue à ce niveau jusqu'à la sortie du malade.

Le pouls rapide au début (120) a diminué de fréquence le onzième jour (100).

Le vaccin ne paraît pas avoir influencé la température, qui
tombe le vingt-huitième jour.

## OBSERVATION XVIII

Recueillie dans le service de M. le Professeur Mossé,
suppléé par M. le Professeur agrégé Dulous.

Personnelle

**Forme moyenne**

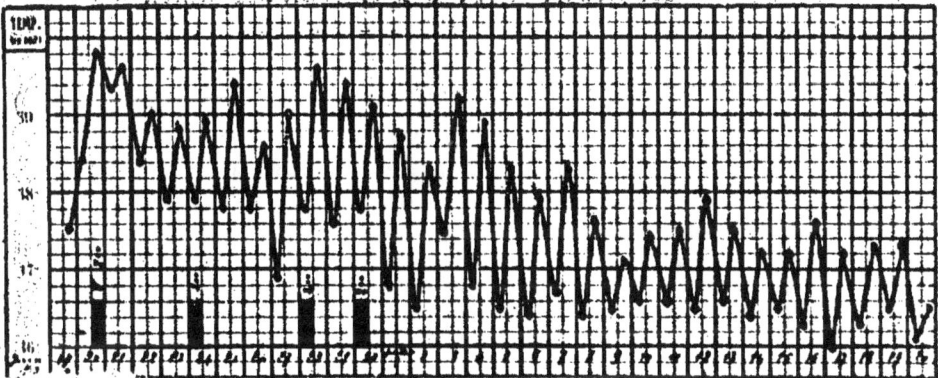

Forme moyenne, sans abattement. Le 30 juin : diurèse 7 litres.

N... Marie, épouse B..., 39 ans, ménagère. Entrée le 19 juin,
sortie le 10 août.

La malade a soigné successivement son fils et son mari atteints
de fièvre typhoïde.

Depuis le 4 juin, N... est fatiguée et souffre de la tête. Depuis
une huitaine de jours environ, diarrhée ; elle ne garde pas le lit,
mais vaque avec peine à ses occupations.

Hospitalisée le 19 juin. La température n'est pas très élevée :
37°4 ; l'état général est bon ; céphalée. Langue saburrale ; météorisme peu accentué ; rate perceptible à la percution. Diarrhée très

modérée. Pas d'albumine dans l'urine. *Séro-diagnostic positif au 1/150e hémoculture positive.*

*20 juin:* Vaccin sensibilisé, 2cc. Pas de réaction locale.

*21 juin:* Etat stationnaire; plus de céphalée.

*23 juin:* Pas de diarrhée.

*24 juin:* Vaccin sensibilisé, 2 cc. Léger érythème; état général bon.

*27 juin:* Pas de diarrhée, pas d'abattement. La malade prend volontiers ses boissons. La diurèse est à 6 litres.

*28 juin:* Vaccin sensibilisé, 2 cc. Pas de réaction.

*30 juin:* Diurèse, 7 litres et demi. *Vaccin sensibilisé, 2 cc.* Pas de réaction locale.

*6 juillet:* Etat excellent. A part la fièvre parfaitement tolérée, rien à signaler. La diurèse est très abondante, 5-6 litres par jour depuis le 30; la langue est nette, humide.

*8 juillet:* La température vespérale n'atteint plus 38°, mais l'apyrexie tarde à s'établir et ce n'est que le *20 juillet* que la malade entre en convalescence. Pendant les dix derniers jours, l'état de la malade était excellent. Toutefois, l'alimentation a été retardée jusqu'au 26 juillet.

## OBSERVATION XIX

Due à l'obligeance de M. le Professeur RISPAL

Recueillie par M. BELFORT

### Forme adynamique

Bar... Louise, 20 ans, journalière. Entrée le 31 mars 1913, sortie le 20 avril.

Le *25 mars* sont survenus des vomissements alimentaires, de la céphalée, de la fièvre; le *20*, la diarrhée a fait son apparition.

Le *31 mars,* septième jour de la maladie, B... entre à l'Hôtel-Dieu; les vomissements se sont arrêtés, mais la céphalée, la fièvre (40°4), la diarrhée persistent. Léger abattement.

*1er avril:* L'état général est assez altéré; les traits sont tirés, l'abattement accusé, langue saburrale. Légère distension abdominale, gargouillement de la fosse iliaque, pas de taches rosées. la matité splénique est accrue. Toux sèche ; submatité à la base gauche ; râles sibilants disséminés aux deux poumons ; sous-crépitants aux bases, particulièrement à gauche. Assourdissement du premier bruit, pouls faible. Diurèse : 2.300 cc., pas d'albumine.

*2 avril :* Hémoculture et séro-diagnostic (1/60) positifs. Torpeur et somnolence continuelle.

Jusqu'au 7 *avril*, la maladie évolue sans aucune tendance à l'amélioration ; l'état typhoïde est très marqué, la fièvre se maintient en

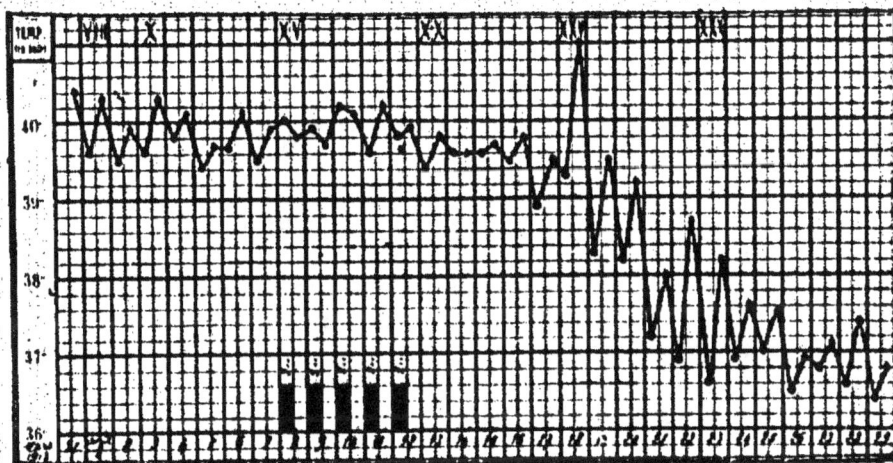

Forme grave adynamique. Amélioration le 19 avril.

plateau au voisinage de 40°, la diarrhée est abondante, la diurèse satisfaisante.

*8 avril :* Vaccin sensibilisé, 2 cc. Pas de réaction locale.

*9 avril :* Vaccin sensibilisé, 2 cc. Pas de réaction locale. État de torpeur accentué, deux selles.

*10 avril :* Faciès tiré, somnolence, le ventre est plus ballonné ; diarrhée très abondante : neuf selles ; râles de bronchite disséminés. Vaccin sensibilisé, 2 cc. Réaction locale, rougeur sur l'étendue d'une pièce de 5 francs.

*11 avril :* Vaccin sensibilisé, 2 cc. Réaction locale.

*12 avril:* Vaccin *sensibilisé,* 2 cc. Rougeur ntense dès le soir; le lendemain on observe un placard d'aspect phlegmineux, rouge, douloureux, induré.

Abattement plus prononcé; diarrhée fétide; toux grasse; ventre très tendu; les bruits cardiaques sont moins assourdis.

*15 avril:* Au niveau de l'orifice d'entrée de l'aiguille, lors de la dernière piqûre, on observe une petite ulcération avec une goutte de pus au centre, entourée d'une auréole rouge. Pas de suppuration profonde; dans la zone avoisinante quelques petites pustules. La torpeur est toujours marquée. Surdité prononcée.

*16 avril:* Même état.

*17 avril:* L'ulcération est restée superficielle, elle tend à se cicatriser. Pas de diarrhée. Bronchite.

*18 avril:* Pas de modifications de l'état général; pas de diarrhée; température vespérale, 41°; pouls, 120.

*19 avril:* Amélioration légère; le faciès est assez bon; la langue est humide; la bronchite diminue; le ventre est très tendu; pas de diarrhée.

*20 avril:* L'amélioration persiste; la température oscille et baisse.

*21 avril:* La chute thermique s'accentue, le regard de la malade est moins vague.

*24 avril:* Crise urinaire, l'état général s'améliore de plus en plus, la diarrhée disparaît.

*29 avri:* L'apyrexie est définitive.


## OBSERVATION XX

Due à l'obligeance de M. le Professeur RISPAL

Recueillie par M. BELFORT

### Forme grave. Mort par perforation intestinale

B... Jean-Marie, 27 ans, cultivateur. Entré le 12 avril 1914; mort le 19 avril.

B... relève d'un tétanos apparu douze jours après un traumatisme de l'index gauche. Les crises convulsives ont duré du 12 février au

30 mars ; à la suite d'une sérothérapie intensive sont apparus des accidents sériques : érythème scarlatiniforme.

Le 3 avril, B..., en convalescence de son tétanos, se sent très faible et ne peut quitter le lit. Il souffre de la tête ; présente un peu de diarrhée. Les jours suivants, la température augmente progressivement pour atteindre 39° le 7 avril et dépasser 40° le 11 (dixième jour de sa maladie). La diarrhée peu abondante n'a pas cessé, la céphalée est continue ; taches rosées très nettes ; le séro-

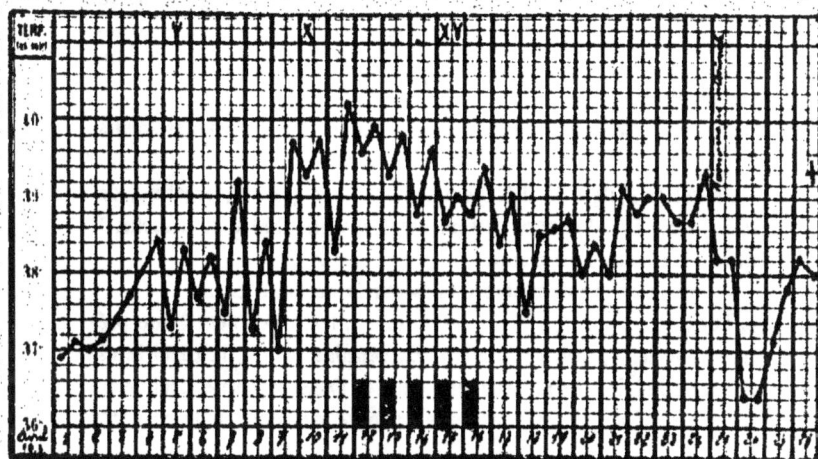

Forme grave, mort par perforation intestinale.

diagnostic et l'hémoculture sont positifs ; l'abattement est très marqué.

Le 12 avril, injection de 2 cc. de vaccin, qu'on renouvelle les quatre jours suivants. Aucune réaction n'a été constatée au niveau des piqûres. La température baisse progressivement, une défervescence semble s'établir, mais l'état du malade est stationnaire ; la langue et les lèvres sont sèches ; hémorragies gingivales, fuliginosités sur les dents.

21 avril : Le malade souille son lit ; dans la matinée, selle brunâtre.

22 avril : La bouche est absolument sèche, l'état de torpeur est

extrèmement accentué ; les deux jours suivants l'état reste le même, sauf l'abattement qui est augmenté.

*25 avril :* Hémorragie intestinale moyennement abondante ; adynamie profonde. Pas de signes de réaction péritonéale.

*26 avril :* Vers 5 heures du matin, nouvelle hémorragie intestinale assez abondante, qui augmente d'abondance dans les heures qui suivent. Le ventre est modérément tendu, mais douloureux à la palpation ,avec contraction de défense au niveau de la fosse iliaque. Hoquet, pas de vomissements. Vers midi, l'hémorragie s'arrête. On peut évaluer la quantité des selles hémorragiques à un litre 500. La température s'est abaissée à 36°5, le pouls s'accélère, le faciès est angoissé.

*27 avril :* Selle diarrhéique non sanglante. Pas de vomissements, hoquet.

*28 avril :* Malgré la thérapeutique instituée (sérum, ergotine, caféine, etc.) B... demeure extrèmement affaibli. Délire et frissons. Il meurt à 4 heures du matin.

*Autopsie.* — Lésions intestinales sur la dernière partie de l'iléon et sur le cœcum ; très larges ulcérations intestinales dont l'une présente une très petite perforation. En certains points, la paroi intestinale se réduit à la séreuse péritonéale. Dans la partie déclive du petit bassin on trouve une petite quantité de sang et de matières fécales.

*Lésions.* — Lésions de péritonite généralisée suraiguë.

Congestion hypostatique du poumon, pas d'épanchement pleural.

Rate augmentée de volume.

## OBSERVATION XXI

Due à l'obligeance de M. le Professeur RISPAL
Recueillie par M. BELFORT

Forme très grave ataxo-adynamique. Mort.

M... Léonie, 22 ans. Entrée le 28 juin 1913 ; morte le 31 juillet.
*29 juin.* C'est une jeune femme grande et forte. Plongée dans une profonde torpeur, elle est incapable de comprendre et de répondre.

L'état général paraît très profondément altéré. La face est rouge, la langue sèche. Vomissements incoercibles à la moindre tentative d'alimentation. Ventre très ballonné, constipation absolue, pas de taches rosées. La palpation, indolore, montre une paroi très tendue et du gargouillement dans la fosse iliaque. La rate, masquée par le météorisme n'est pas perceptible. Le pouls est net, bien frappé, rapide : 132. Urines rares, pas d'albumine. Râles humides, disséminés des deux côtés, dyspnée : 44 R. Délire, agitation nocturne ; dans la journée, le délire continue avec intervalle d'accalmie et de lucidité relative. Pas de raideur de la nuque, mais tendance à garder les membres inférieurs en flexion ; les doigts légèrement fléchis, sont animés de tremblements ; soubresauts tendineux.

30 juin : Séro-diagnostic de 2 cc. de vaccin. moculture positive. Injection de 2 cc. de vaccin. Même état que la veille.

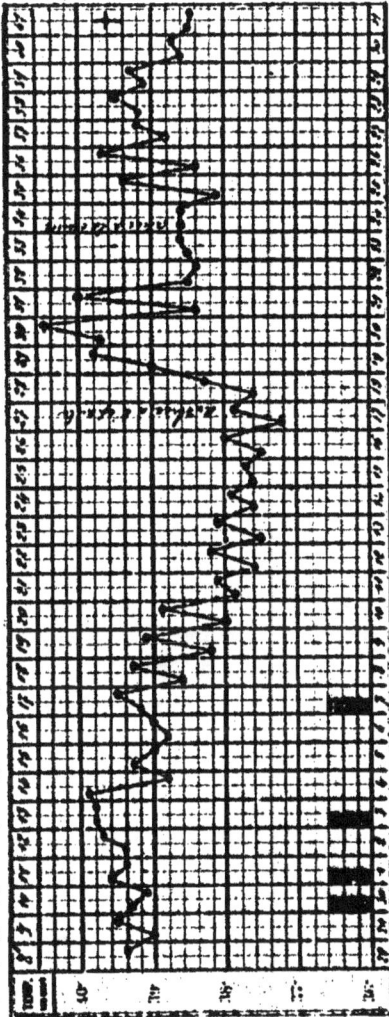

Forme ataxique très grave, traitée concuremment par la balnéation. Le 10 Juillet, amélioration des manifestations typhiques ; morte de pyohémie. Myocardite intense.

1er *juillet:* Réaction locale légère sur l'étendue d'une pièce de 2 francs autour de la piqûre. Pouls, 128.

*Injection de 2 cc. de vaccin.* Quatre bains à 28°, lavement d'eau salée. Prostration profonde, alimentation impossible.

2 *juillet:* Température élevée ; pouls, 128 ; respiration, 44. Amélioration légère ; la malade comprend les questions qu'on lui pose, prend son lait et sa tisane. Au niveau de la deuxième piqûre rougeur légère.

3 *juillet: Injection de 2 cc. de vaccin.* Pouls, 132 ; la température est toujours élevée, mais les bains produisent un abaissement assez marqué.

4 *juillet:* Chute de la température, le soir ; constipation absolue ; légère contracture des mains et des avant-bras. Tremblements.

5 *juillet:* Débâcle intestinale ; diarrhée abondante ; l'état général paraît meilleur.

6 *juillet:* Les tremblements et soubresauts persistent ; Incontinence.

7 *juillet: Injection de 2 cc. de vaccin.*

8 *juillet:* Accalmie ; par cathétérisme on retire 300 cc. d'urines, pas d'albumine. Œdème et rougeur au niveau des malléoles.

9 *juillet:* Disparition des troubles nerveux. L'état général s'est amélioré ; deux bains seulement.

10 *juillet:* On recueille 2.500 cc. d'urine par vingt-quatre heures ; la température baisse par oscillations.

15 *juillet:* Amélioration progressive depuis le 10. Plus d'incontinence, pas de diarrhée ; état général satisfaisant, la malade sort de sa torpeur.

17 *juillet:* Douleur au niveau de l'épaule gauche. On trouve dans cette région une induration entourée d'une collerette rouge foncé de 10 cm. de diamètre.

19 *juillet:* La température remonte ; la zone infiltrée s'étend et gagne le bord supérieur de l'épaule et du cou. Au centre un point ramolli, tout autour, trois autres points saillants.

20 *juillet:* Incision et évacuation de l'anthrax ; état général moins bon. Pouls, 128.

*22 juillet:* Pouls rapide, 140; oppression. Bruits du cœur rapides, irréguliers, sourds.

*24 juillet:* Anthrax à la cuisse gauche, ne siégeant pas au niveau de la piqûre de vaccin.

*25 juillet:* Diarrhée très abondante. Etat général mauvais. Pouls, 140.

*27 juillet:* Incision de l'abcès de la cuisse; l'aggravation s'accentue; le pouls est rapide, irrégulier, la diarrhée persiste; la diurèse est insignifiante. Peu à peu, la malade décline, elle meurt le 31.

L'autopsie n'a pu être faite.

## OBSERVATION XXII

Due à l'obligeance de M. le Professeur Rispal.

Recueillie par M. BELfORT

### Forme grave

Da... Manuele, 36 ans, ménagère. Entrée le 7 juillet, morte le 20 juillet.

A eu deux enfants l'un âgé de 20 ans, l'autre de 8 mois qu'elle allaitait avant de tomber malade.

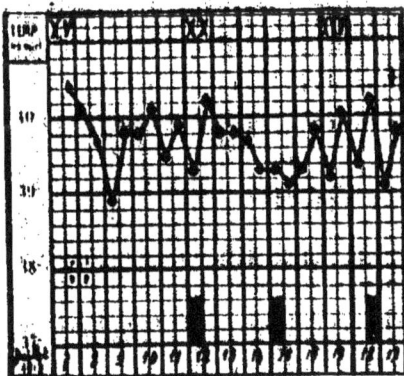

Forme grave, morte de myocardite.

Le début de sa fièvre typhoïde remonte à 15 jours environ. Durant cette période, céphalée, anorexie, abattement, diarrhée à plusieurs reprises. Le 6 juillet Da... s'alite.

*7 juillet:* Etat de stupeur très accusé, céphalée vive, insomnie, ourdonnement d'oreilles.

La langue est sale, le ventre ballonné, pas de taches rosées. Matité splénique masquée par le météorisme. Diarrhée. Râles sibilants au poumon gauche, sous-crépitants à la base droite. Pouls rapide, mais régulier. Urines foncées, léger disque d'albumine. Séro-diagnostic positif. Hémoculture positive.

Après une période d'observation de deux jours, la malade est évacuée aux contagieux : son état est le même.

*10 et 11 juillet :* La situation paraît grave, la respiration est rapide, la fièvre élevée. Pou s, 112. Sous-crépitants à la base droite.

*12 juillet :* Même état de gravité.

*Vaccin sensibilisé, 2 cc.* La réaction consécutive est légère.

*13 juillet :* Respiration haletante, le pouls est rapide et très faible. Diurèse, 1.000. (Huile camphrée.)

*14 juillet :* Pas d'amélioration.

*15 juillet :* Faciès angoissé. La malade s'alimente très difficilement. *Vaccin sensibilisé, 2cc.* Pas de réaction.

*16 juillet :* État de torpeur profonde.

*17 juillet :* Les phénomènes pulmonaires ne s'atténuent pas. Le pouls est faible, rapide. Délire, émissions involontaires.

*18 juillet :* État très mauvais. *Vaccin sensibilisé, 2 cc.* Peu de réaction.

*19 juillet :* Inertie de plus en plus grande. Pouls incomptable. A 1 h. 20 de l'après-midi, la malade succombe.

Le protocole d'autopsie ne mentionne aucun détail saillant : « Lésions intestinales classiques de la fièvre typhoïde. »

## OBSERVATION XXIII

Recueillie dans la clinique de M. le Professeur MOSSÉ.

### Personnelle

#### Forme très grave

L... Louise, 29 ans, ménagère. Entrée le 19 août 1913 ; morte le 26 août.

Femme d'apparence robuste, qui a mené à bien cinq grossesses et trois allaitements.

Elle se plaint depuis quelques jours d'anorexie et de céphalée.

Le 5 août, courbature, frissons, diarrhée, céphalée intense ; elle s'alite définitivement et jusqu'au 19 août demeure chez elle sans suivre aucun traitement. La céphalée persiste, la diarrhée est très abondante, la fièvre élevée.

Le *19 août*, elle entre à l'Hôtel-Dieu : l'abattement est très prononcé, la somnolence à peu près continuelle ; les traits sont tirés, la langue sèche ; malgré son apparence vigoureuse, cette femme donne l'impression d'être très sérieusement touchée.

A l'examen, ventre souple sans météorisme, douleurs et gargouillements dans la fosse iliaque droite. Matité splénique de 5 cm. Vomissements, anorexie absolue, diarrhée abondante. Dyspnée toxique, petite toux sèche, pas de signes pulmonaires. Pouls à 100, bien frappé. Urines rares, traces d'albumine. Séro-diagnostic positif à 1/100°. Hémoculture positive.

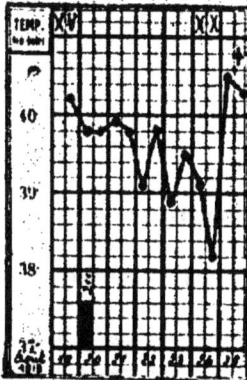

*20 août :* Vaccin sensibilisé, 2 cc. Le soir, à 5 heures, la réaction locale est nette, quoique pas très intense ; abattement profond, pas de diarrhée.

Forme adynamique très grave. Morte de myocardite. A présenté une petite hémorragie intestinale. Lésions intestinales extrêmement intenses.

*21 août :* Diarrhée très abondante dans la nuit précédente. Dyspnée très forte (40 R.). Pouls, 100. Eruption de taches rosées assez abondantes sur l'abdomen. La réaction locale persiste.

*22 août :* Nuit très agitée ; au matin, adynamie profonde, langue sèche ; évacuations involontaires. A 9 heures et demie, selle peu abondante, sanglante. Aggravation manifeste.

A 1 heure et demie du soir, nouvelle hémorragie peu abondante.

*23 août :* Les selles ne renferment pas de sang. Râles de bronchite intenses. Langue rôtie, fuliginosités ; délire continuel, hoquet.

*24 août :* Inertie à peu près absolue ; incontinence. Pouls rapide, irrégulier, sans tension. Dyspnée intense, 48.

*25 août :* Même état ; pouls filiforme, 140 ; hoquet.

La malade meurt le 26, à 2 heures et demie du matin.

La réaction locale, au niveau de la piqûre, a persisté jusqu'à la fin, avec une légère zone hémorragique au centre.

*Autopsie.* — Epanchement hémorragique peu abondant (60 à 100 cc.) des séreuses pleurale, péritonéale. Quelques cc. de sérosité sanglante dans le péricarde. Lésions de myocardite intense. Congestion des bases pulmonaires sans foyer d'hépatisation. Rate, 295 gr. ; la consistance est à peu près normale. Foie mou, 1.250 gr. L'intestin grêle, dans les dernières portions, présente des lésions considérables, confluentes. Au niveau de la valvule, énorme plaque sphacélées. Tout le gros intestin, depuis le cœcum, jusqu'à l'anse sigmoïde présente un grand nombre de follicules érodés.

## OBSERVATION XXIV (1)

### Rédigée par M. le Professeur BAYLAC

M... Léontine, 31 ans. Entrée le 23 mai 1913 à l'Hôtel-Dieu, au service des Isolés et décédée le 28 mai 1913.

Au moment de son admission, la malade présente le tableau clinique d'une fièvre typhoïde grave : sécheresse de la langue, ballonnement du ventre, diarrhée abondante et fétide, gargouillements dans la fosse iliaque droite, foie gros, rate volumineuse, accélération et dicrotisme du pouls (120), délire, agitation, fièvre vive (39°), albuminurie légère, absence de taches rosées lenticulaires. La malade ne peut fournir aucun renseignement sur ses antécédents personnels et sur le début de sa maladie. Nous savons cependant qu'elle est mère d'un enfant de 17 mois, qu'elle est nourrice au service de l'Assistance publique, et qu'elle est malade depuis une dizaine de jours. Le sérodiagnostic est très fortement positif, à 1/120°.

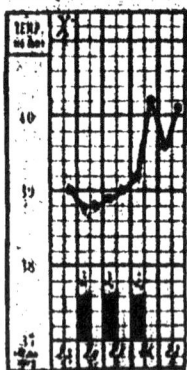

Forme grave

(1) Observation extraite d'une leçon clinique sur *la Vaccination antityphique*, faite le 5 juin 1913 par M. le Professeur agrégé Baylac, chargé du cours de Clinique médicale, à qui nous adressons nos plus vifs remerciements.

Le 24 mai : Injection au niveau de la face externe de la cuisse de 2 cc. de vaccin sensibilisé de Besredka, mis très obligeamment à notre disposition par M. Besredka. Temp., 38°8 ; P., 119.

Le 25 mai : Apparition d'une large tache ecchymotique au niveau de la première piqûre. Nouvelle injection de 2 cc. de virus sensibilisé. Temp. matin, 38°8 ; temp. du soir, 39° ; pouls, 118.

Le 26 mai : État typhique très prononcé. Temp., 39°2 ; pouls, 120. Tache ecchymotique plus étendue que la précédente au niveau de la deuxième piqûre. Nous faisons cependant une troisième injection de 2 cc. de vaccin sensibilisé. Le soir, fièvre intense. Temp., 40°2 ; pouls, 140.

27 mai : Temp., 39°6 ; pouls, 144. Ecchymose au niveau de la troisième piqûre et éruption purpurique très étendue au niveau du cou et de la face antérieure du thorax. Rétention d'urine qui nécessite le cathétérisme vésical ; on retire un litre d'urines très foncées, ne renfermant pas de sang et ne contenant qu'une petite quantité d'albumine.

L'agitation est extrême, la malade refuse toute nourriture et on est obligé de l'alimenter à l'aide de la sonde.

Dans la nuit du 27 au 28 mai, vers 2 heures du matin, la malade succombe à une hémorragie intestinale très abondante au quinzième jour de la maladie.

*Autopsie.* — Épanchement hémorragique dans le péricarde et surtout dans la cavité abdominale ; nombreuses taches ecchymotiques sur les anses intestinales. Bouillie noirâtre très abondante dans la cavité intestinale, surtout au niveau du cœcum. Nombreuses plaques de Peyer ulcérées au niveau de la muqueuse de l'intestin grêle ; volumineuse adénopathie mésentérique ; rate très augmentée de volume (510 gr.) ; foie gros et gras. Rien d'important à signaler du côté des autres organes.

« En Résumé, il s'agit d'un cas de fièvre typhoïde grave chez une jeune femme en état de lactation, que nous avons traitée par la vaccination antityphique (3

injections de 2 cc. de virus sensibilisé de Besredka)
et qui s'est compliquée de manifestations hémorragiques multiples : taches ecchymotiques au niveau des
injections de virus sensibilisé, purpura au niveau du
cou et du thorax, épanchements hémorragiques dans
le péricarde et la cavité péritonéale, hémorragie intes-
nale abondante qui a déterminé la mort.

Comment interpréter ces complications hémorragiques ? S'agit-il ici d'une fièvre typhoïde à forme hémorragique liée à la gravité de la septicémie eberthienne
et favorisée par des troubles des fonctions hépatiques;
ou bien faut-il admettre que la vaccination antityphique a déterminé chez notre malade des phénomènes
anaphylactiques qui ont à leur tour provoqué le processus hémorragique ?

Cette dernière hypothèse paraît ici vraisemblable ;
nous nous garderons cependant d'émettre une opinion ferme ; seule une statistique portant sur un grand
nombre de cas de fièvre typhoïde traités par la vaccination antityphique permettrait d'apprécier l'influence de cette médication sur les complications hémorragiques de la fièvre typhoïde. »

# Résultats de la Vaccinothérapie antityphique par le Virus-Vaccin sensibilisé

## I. *Étude clinique*

Il faut envisager ici les résultats de la vaccinothérapie à la fois dans l'ensemble et dans le détail et noter les particularités qu'elle peut faire apparaître chez les vaccinés. Nous étudierons :

1° Les modifications d'ensemble apportées à l'évolution de la maladie au point de vue de la mortalité, de la fréquence des rechutes et de la durée ;

2° Les modifications imprimées aux divers symptômes typhiques pris isolément ; elles complètent et éclairent les premières et possèdent une valeur démonstrative au moins égale ;

3° Les phénomènes concomitants de la vaccinothérapie, dus au vaccin lui-même ou indépendants de lui.

1° *Résultats généraux.* — Dans une maladie infectieuse à évolution cyclique, aussi commune que la fièvre typhoïde, il ne peut exister d'autre critérium pour déterminer la valeur absolue d'une thérapeutique nouvelle que le calcul du pourcentage des décès et des rechutes et la détermination de la durée moyenne des cas soumis à la médication.

Bien que ce travail de statistique ne nous paraisse pas comporter à l'heure actuelle de grands enseignements, nous ne pouvons manquer de nous conformer à l'usage.

Au total, en effet, le nombre d'observations de fièvre typhoïde traitée par le virus sensibilisé de *Besredka* est encore trop restreint pour autoriser des conclusions fermes et définitives. La somme dépasse à peine la centaine et la faible importance des appoints fournis par les quelques rares expérimentateurs n'exclut pas les hasards de la série heureuse ou malheureuse.

Les cas publiés jusqu'ici sont les suivants : Ardin-Delteil, Raynaud et Nègre fournissent la contribution la plus importante : 48 observations, Boinet 15, Déléarde 6, Netler 14, Sablé, 8 ; nous apportons à notre tour une série de 24 observations dues à l'obligeance de MM. les Professeurs Rispal et Baylac, ou recueillies par nous-même dans la Clinique de M. le Professeur Mossé. C'est donc sur ces 115 cas, les seuls publiés jusqu'ici, que nous devons étudier l'action du virus sensibilisé dans la fièvre typhoïde.

*Mortalité.* — Les résultats bruts sont les suivants :

| | NOMBRE DE CAS | DÉCÈS | RECHUTES |
|---|---|---|---|
| Ardin-Delteil .............. | 37 | 0 | 1 |
| — .............. | 11 | 1 | 1 |
| Boinet .............. | 15 | 0 | 0 |
| Déléarde .............. | 6 | 2 | 2 |

| | | | |
|---|---|---|---|
| Sablé...................... | 8 | 2 | 0 |
| Netter..................... | 14 | 1 | 3 |
| Observations personnelles..... | 24 | 5 | 5 |

Ils sont assez disparates : tandis que Boinet obtient 100 % de guérisons, Déléarde et Leborgne perdent le tiers de leurs typhiques, Sablé le quart ! Ardin-Delteil n'a qu'un décès sur 48. Le pourcentage de Netter élève déjà la mortalité à 7,14 %, le nôtre à 20,83 %, c'est-à-dire au 1/5 des malades.

Ces chiffres n'ont rien d'absolu. En matière de fièvre typhoïde autant et plus qu'en toute autre maladie à caractère fréquemment épidémique, deux séries sont rarement superposables. Tantôt l'infection évolue dans tous les cas avec un caractère de bénignité remarquable, tantôt au contraire se présente sous une forme extrêmement sévère ; c'est précisément au cours d'une épidémie très meurtrière qui fournit 4 décès sur 19 cas que Déléarde a expérimenté la vaccination. Netter qui, en 1912, n'avait qu'un décès sur 57 malades (proportion à peu près normale chez les enfants), a vu, dans les premiers mois de 1913, 2 enfants mourir sur 11. Sans doute serait-il bon, dans une statistique, de faire entrer ces éléments en ligne de compte. Comparativement avec le pourcentage chez les non vaccinés ces résultats sont plus intéressants à examiner :

| | NON VACCINÉS | | | VACCINÉS | | |
|---|---|---|---|---|---|---|
| | NOMBRE | DÉCÈS | RECHUTES | NOMBRE | DÉCÈS | RECHUTES |
| Sablé.......... | 4 | 1 | 2 | 8 | 0 | 2 |
| Netter.......... | 11 | 18.18 % | 33 % | 14 | 7.14 % | 23 % |
| Ardin-Delteil.. | 179 | 8.38 % | 0.75 % | 48 | 2.08 % | 4.16 % |

Nous n'essaierons pas, pour notre part, d'établir une comparaison analogue, car *à priori* elle ne pourrait être que désavantageuse et toute en faveur des non vaccinés. En effet, *les cas en apparence bénins ont été au début systématiquement écartés de la vaccinothérapie que nous avons réservée aux formes moyennes ou sévères, à celles qui étaient caractérisées par une courbe élevée ou par des phénomènes généraux accusés.*

Les décès que nous avons enregistrés doivent être attribués :

1° A la gravité même de l'infection à la période où a été pratiquée l'injection :

C'est le cas (Observation XXIII) de la jeune femme de 29 ans, entrée au quinzième jour d'une fièvre typhoïde grave non traitée, vaccinée une seule fois à 2.000 millions de bacilles, qui meurt de septicémie et de myocardite avec des lésions intestinales effroyablement intenses. Tels sont aussi les deux cas de Déléarde, le cas II de Netter ;

2° A de complications diverses, générales : pyohémie (obs. XXI) ou viscérales : pulmonaires chez un vieillard de 76 ans (Sablé V) et un adulte (Sablé VI) (pneumonie et pleurésie purulente) ; intestinales ; hémorragie et perforation chez un homme de 27 ans (Obs. XX) ayant contracté sa fièvre typhoïde pendant la convalescence d'un tétanos grave et prolongé ; le décès qu'enregistre Ardin-Delteil est dû également à une perforation intestinale.

Somme toute, peut-être un certain nombre de décès pourraient être soustraits de cette statistique : c'est le vieillard de Sablé, mort de complication pulmonaire indépendante de la maladie ; c'est la typhique (Obs. XXIII) qui n'a reçu qu'une seule injection de vaccin au quinzième jour d'une typhoïde qui s'annonçait à ce moment comme désespérée ; c'est aussi la malade XXII, vaccinée le vingtième jour pour la première fois. Il est à noter aussi que deux décès ont été observés chez des nourrices (XXII et XXIV) et un troisième (Obs. XX) chez un homme qui relevait à peine d'un tétanos très sérieux, toutes conditions qui font présumer d'un état très mauvais de résistance.

Ces circonstances ne nous permettent pas d'attribuer une valeur absolue aux résultats de notre statistique, et nous nous garderons pour le moment de conclusions fermes en ce qui concerne la gravité de la fièvre typhoïde traitée par le vaccin sensibilisé.

*Rechutes.* — En matière de rechutes, mêmes divergences : la proportion varie dans des limites aussi étendues avec des chiffres extrêmes de o et de 23 pour 100 (Netter). Sur nos 24 observations, nous relevons 3 rechutes sérieuses dont la durée a atteint ou dépassé la première atteinte (obs. IV, XII, XIII) et 3 petites rechutes, s'il faut appeler rechutes des élévations thermiques ne dépassant pas 38° et durant à peine 5 à 6 jours (III, XIV et XV). Dans la convalescence très longue de la malade de l'obs. VIII, on relève une série de

petites oscillations à 37, 37°5, qui ne doivent pas être
mises sur le compte d'une rechute, mais qui sont sous
la dépendance d'une phlébite survenue pendant la
maladie. Ce dernier cas exclu, la proportion des rechutes est de 25 pour 100. Dans les statistiques comparatives d'Ardin-Delteil et de Raynaud, la fréquence
des rechutes est diminuée chez les vaccinés. Pour notre part il ne nous paraît pas que le vaccin sensibilisé
ait une action préventive très manifeste.

On peut se demander si la manière dont on use du
vaccin joue un rôle ? La question des doses paraît être
peu importante ; nos vaccinés qui ont présenté des rechutes avaient reçu au minimum 3 injections à 2 milliards de bacilles l'une et quelques-uns 5 injections au
même taux.

Une des deux rechutes que mentionne Ardin-Delteil eut lieu chez un malade qui, par erreur, reçut en
une seule fois, une dose isolée, 5 cc. de vaccin.

Nous avons pensé que l'intervalle entre les injections qui a, au moins, pour résultat de maintenir plus
longtemps le malade sous l'influence du vaccin pourrait avoir une heureuse action sur la fréquence des
rechutes. A la vérité, une de nos dernières observations recueillies (IV) est venue nous donner une con-
tradiction, mais, nous estimons, cependant, qu'au moment de la défervescence, il serait peut-être utile de
recourir encore à quelques doses de vaccin.

La durée des rechutes observées a été variable, parfois courte, quelquefois plus longues que la maladie

elle-même, mais jamais elles n'ont revêtu le moindre caractère de gravité. Le seul symptôme en a été, le plus souvent, l'élévation de température ; la prostation, la céphalée, tout le cortège typhique a fait défaut le plus souvent. Quelques auteurs n'ont pas hésité à continuer encore la vaccination, sans inconvénient d'ailleurs, au moment des rechutes (Netter), et d'autres ont seulement commencé la vaccinothérapie à ce moment (Sablé, II et V).

La possibilité de ces rechutes, après vaccinothérapie, constitue évidemment un des points faibles de la méthode ; elles montrent que la vaccination au cours de l'infection typhique, ne possède pas les mêmes propriétés immunisantes que chez l'individu sain et qu'il n'est pas possible de concevoir une immunité vaccinale se substituant aux réactions d'immunité spontanée chez les typhiques.

Au cours d'une rechute, l'hémoculture a été positive et il en a été ainsi dans le cas XIV de Netter.

*Durée.* — Les chiffres fournis par Ardin-Delteil et Netter sont les suivants :

| | NON VACCINÉS | | VACCINÉS | |
|---|---|---|---|---|
| | Netter | Ardin-Delteil | Netter | Ardin-Delteil |
| Moyenne des jours de maladie........ | | 32.7 | | 25.84 |
| Durée de la fièvre à partir de l'admission............ ... | 21 | | 11 | |
| Durée à partir de la première injection............... | | | 12 | |

A en juger par ces résultats, la durée serait abrégée comparativement chez les vaccinés, sans qu'il soit possible d'affirmer que d'une façon absolue la durée véritable soit plus courte. Le type moyen de la fièvre typhoïde évoluant d'après les données classiques en 3 septénaires, il ne paraît pas que les résultats d'Ardin-Delteil soient très concluants quant à la durée ; il faut toutefois considérer que cette évolution schématique de la dothiénenterie est plus théorique que clinique et que les formes de longue durée sont très fréquentes. Les résultats de Netter, ne l'oublions pas, ont été obtenus chez des enfants qui font en général une maladie moins grave que l'adulte. D'ailleurs son mode de calcul ne rend pas compte non plus de la véritable durée. Si l'on considère qu'en moyenne ses malades sont entrés au 8e jour de leur fièvre (exactement 8 j. 78) la durée réelle dépasse donc 22 jours, ce qui d'ailleurs dans l'ensemble n'est pas un mauvais résultat.

Calculer la durée à partir de la première injection nous paraît défectueux, car en le poussant à l'extrême, ce mode de calcul aboutirait à ce résultat, que plus la première injection serait retardée, plus la période d'apyrexie paraîtrait rapprochée.

Indépendamment des causes d'erreurs qui tiennent à ce qu'il est difficile de fixer la durée moyenne de la fièvre typhoïde, il en est encore une autre : c'est qu'il est très difficile d'en préciser le début. La plupart des auteurs fixent comme point de repère, la date de l'alitement : mais à ce moment déjà la maladie est en pé-

riode d'état. Nous ignorons à quel moment les auteurs
précédents fixent le début de la fièvre typhoïde; pour
notre part, nous l'avons toujours fait remonter à l'apparition des premiers symptômes subjectifs : céphalée, lassitude ou des troubles gastro-intestinaux. Nous
avons d'autre part considéré la maladie terminée et
l'apyrexie définitive lorsque les deux températures de
la journée étaient inférieures à 37° (temp. axillaire).
Les rechutes n'entrent pas dans la durée de la maladie.

Ces réserves étant faites, nos résultats sont les suivants : 17 malades chez qui nous avons pu déterminer le début assez précis de l'affection ont fourni jusqu'à l'apyrexie complète, 490 jours de maladie, soit
une durée moyenne de 28 jours, 82. En tenant compte
de la période de la maladie où a été pratiquée la première injection, nous arrivons aux chiffres suivants :

Chez 11 malades injectés, du 6° au 10° jour, la durée
moyenne de la maladie est de 27 j. 09.

Chez 6 malades injectés du 10° au 15° jour, la durée
moyenne est de 32 j. 30, c'est dire que la différence
n'est pas considérable mais est quand même en faveur
des injections précoces. Les résultats d'Ardin-Delteil,
qui prend comme limite le 10° jour, sont ci-dessous
mentionnés :

32 malades injectés du 1er au 10° jour, durée 23 j. 4.

16 malades injectés au delà du 10° jour, durée
34 j. 6.

Nos cinq décès se sont produits chez des malades

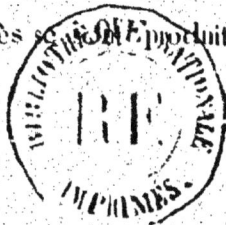

ROQUES — 7

injectés les 10e, 11e, 12e, 16e et 20e jours, c'est-à-dire tardivement. Les rechutes ont été observées également dans les mêmes circonstances (injections les 10e et 12e jours). Le tableau suivant donne les résultats détaillés :

| Jour 1re inject. | observ. | Doses vaccin | Durée maladie | | Rechutes | Décès |
|---|---|---|---|---|---|---|
| 6e ...... | II | 8 cc. | 16 j. | | 0 | 0 |
| 7e ...... | XI | 10 cc. | 27 j. | | 0 | 0 |
| » ...... | VII | 8 cc. | 30 j. | | 0 | 0 |
| » ...... | V | 10 cc. | 48 j. | | 0 | 0 |
| 8e ...... | III | 10 cc. | 23 j. | | + (1) | 0 |
| » ...... | VI | 10 cc. | 31 j. | | 0 | 0 |
| 9e ...... | XVII | 10 cc. | 29 j. | | 0 | 0 |
| 10e ...... | I | 6 cc. | 19 j. | | 0 | 0 |
| » ...... | IV | 8 cc. | 25 j. | | + | 0 |
| » ...... | VIII | 10 cc. | 27 j. | Phlébite le 17 | 0 | 0 |
| » ...... | XIII | 8 cc. | 30 j. | | + | 0 |
| » ...... | XXI | 8 cc. | | Morte le 41e j. | | |
| 11e ...... | IX | 10 cc. | 29 j. | | 0 | 0 |
| » ...... | XII | 6 co. | 29 j. | | + | 0 |
| » ...... | XVI | 10 cc. | 29 j. | | 0 | 0 |
| » ...... | XIV | 8 cc. | 31 j. | | + | 0 |
| » ...... | XXIV | 6 cc. | | Mort le 14e j. | | |
| 12e ...... | XV | 6 cc. | 38 j. | | + | 0 |
| » ...... | XX | 10 cc. | | Mort le 28e j. | | |
| 15e ...... | XIX | 10 cc. | 33 j. | | 0 | 0 |
| 16e ...... | XXIII | 2 cc. | | Mort le 21e j. | | |
| 20e ...... | XXII | 6 co. | | Mort le 27e j. | | |
| Injection | X | ? | | | 0 | 0 |
| tardive.. | XVIII | ? | | | 0 | 0 |

En résumé : 11 typhiques injectés du 6e au 10e jour ont fourni 2 rechutes et 1 décès.

(1) Les rechutes sont indiquées par une croix.

6 typhiques injectés au delà du 10ᵉ jour ont fourni 3 rechutes et 4 décès.

Ce qui prouve que le 10ᵉ jour est la limite critique autour et au-delà de laquelle le vaccin ne paraît plus avoir d'action et nous considérerons les vaccinations faites à ce moment comme déjà tardives : c'est le moment où les lésions intestinales sont déjà installées ; l'ulcération commence. A l'intoxication typhique se surajoutent des intoxications secondaires dont la porte d'entrée siège au niveau de ces lésions. A plus forte raison, ne faut-il pas espérer des résultats bien précis passé cette période, car aucune médication ne pourrait empêcher que les tissus *nécrosés* se soient éliminés, ni qu'une plaque de Peyer en totalité sphacélée ne s'élimine sous forme d'eschare avec tous les dangers que comporte cette élimination si la totalité des tuniques intestinales a été intéressée.

Or, dans les formes où les lésions intestinales sont intenses et précoces, et le cas n'est pas exceptionnel, on conçoit que la vaccination doive être pratiquée de bonne heure pour avoir quelque efficacité. Nous n'avons rapporté en détail l'observation XXIII que pour montrer, par l'étendue et l'intensité des lésions intestinales, combien il fallait peu compter sur l'action d'une vaccinothérapie tardive (15ᵉ jour) instituée à un moment où les lésions étaient irréparables.

Indépendamment du degré des lésions, d'autres facteurs rendent inefficaces la vaccinothérapie tardi-

ve, à en croire l'explication d'Ardin-Delteil (1) « Chez
le typhoïsant se développent parallèlement deux processus inverses : un processus d'immunisation et un
processus de sensibilisation. L'effort réactionnel dé-
fensif est plus marqué dans les premières périodes de
l'éberthémie ; le processus de sensibilisation, d'abord
effacé par celui d'immunisation, tend à se faire jour
plus tard seulement, si bien qu'à un moment donné
se produit une espèce de point mort qui marque en
quelque sorte l'équilibration des deux tendances ; à
ce moment se joue le sort du malade. Si la sensibilisation l'emporte, l'infection va se prolonger ; on as-
sistera à des recrudescences, à des rechutes ou à des
éventualités plus graves encore. »

« Ceci nous explique pourquoi la vaccinothérapie a
d'autant plus de chances d'exercer une influence sa-
lutaire, qu'elle est mise en œuvre de meilleure heure.
Instaurée dès le début de la maladie, dans les dix premiers jours, période pendant laquelle l'effort d'immunisation l'emporte en général, elle vient renforcer
manifestement cette tendance, et avec le vaccin sensibilisé, les résultats acquis se développent avec une
grande rapidité ; comme nous l'avons déjà dit, plus
cet apport sera tardif et moins l'immunisation adju-
vante sera marquée. Si les injections de vaccin tom-
bent au début de la période de sensibilisation, ou plus
tard encore, leur action sera fortement contrebalancée

(1) *Prov. Méd.*, 11 janvier 1913.

ou même annihilée, ce qui, cliniquement, se traduit par les variations en plus ou en moins de la durée de la dothiénentérie. » Nous laissons à Ardin-Delteil, Nègre et Raynaud la responsabilité de leur explication ; mais, cette conception est séduisante et rend bien compte de l'inefficacité de la vaccination tardive.

De ce qui précède il résulte que la vaccinothérapie par virus sensibilisé n'a pas une action héroïque dans la fièvre typhoïde ; elle ne possède pas cette rapidité d'action et cette puissance de jugulation qui sont la caractéristique d'autres médications spécifiques. Ses résultats ne correspondent pas à ceux que l'on attend de telles méthodes, à ceux que l'on obtient avec le sérum antidiphtérique ou le sérum antiméningococcique. Spécifique par sa nature, elle ne le paraît pas par ses résultats. La mortalité peut rester élevée dans les cas graves, les rechutes bien que moins fréquentes sont possibles, la durée est parfois abrégée, mais il n'en est pas moins vrai que la maladie peut continuer à évoluer après la vaccinothérapie.

Il est juste de reconnaître que la thérapeutique curative de la fièvre typhoïde par les vaccins exerce sur l'évolution de la fièvre typhoïde une action incontestable que certaines statistiques mettent particulièrement en relief (Boinet, Ardin-Delteil). Mais, de par son caractère septicémique, de par son processus anatomo-pathologique, la dothiénentérie se présente dans des conditions défavorables pour bénéficier, sans réserves, d'un traitement spécifique. S'il s'agit au début d'une injection strictement eberthienne sur laquelle pourrait avoir prise la vaccinothérapie, des intoxications secondaires surajoutées ne tardent pas à venir changer les conditions de la thérapeutique, et à limiter son action, tout comme l'élément étranger dans les strepto-diphtéries restreint l'efficacité du sérum antidiphtérique.

2° *Résultats détaillés.* — Cette vue d'ensemble forcément aride sur les résultats généraux du virus sensibilisé ne rend pas complètement compte de sa valeur chez les typhiques. Que l'on considère les statistiques les plus heureuses ou les moins favorisées, l'examen des chiffres ne supplée jamais à l'examen des malades ; il est indispensable d'avoir observé des typhiques en cours de traitement, d'avoir suivi chez eux les modifications quotidiennes pour juger d'une façon tout aussi exacte, sinon plus catégorique l'influence de la vaccinothérapie. Il faut, donc, étudier analytiquement les différents symptômes du cortège typhique et voir dans quelle mesure ils sont modifiés par le virus sensibilisé.

Il est tout d'abord à noter que ces modifications ne sont pas constantes : chez certains typhiques, l'état après l'injection est resté le même. Le vaccin a été sans influence tant sur les symptômes, que sur la maladie, mais inversement sans efficacité sur la durée de la maladie· le vaccin a amené une amélioration nette et rapide sur telle ou telle manifestation typhique. Dans deux cas, une aggravation s'est produite consécutivement et il faut envisager la question de savoir si elle

a pour cause la vaccinothérapie. Nous envisagerons
cette dernière hypothèse en traitant des accidents de
cette méthode. En revanche nous avons eu souvent
l'impression d'en avoir obtenu un résultat favorable
dans des cas où son influence sur la température n'é-
tait pas très marqué.

Les manifestations qui paraissent améliorées en premier lieu ne le sont pas toujours dans le même ordre,
et il ne faut voir dans celui que nous avons adopté ci-
dessous qu'un classement banal destiné à l'énuméra-
tion.

1° État général. — Nous rangerons dans ce paragra-
phe tous les symptômes nerveux de dépression, prostration, stupeur, abattement, qui contribuent à donner au typhique son aspect caractéristique, et l'ensemble des signes cliniques qui font qu'à première
vue un malade paraît plus ou moins atteint. Très fréquemment, à la suite des injections une amélioration
nette et rapide a été constatée et c'est souvent elle qui
a débuté. La stupeur disparaît, la figure paraît plus
éveillée, le malade s'intéresse à ce qui se passe autour
de lui, il accepte volontiers les boissons qu'on lui présente et les sollicite.

« Cette amélioration est surtout impressionnante
chez les malades les plus profondément atteints, que
l'on voit assez rapidement revenir à eux-mêmes et se
ressaisir. » (Ardin-Delteil). Nous n'avons eu l'occasion
de noter un changement aussi frappant que dans
l'obs. X, où après la 2e injection la stupeur a disparu

et où en 2 à 3 jours on a assisté à une véritable résurrection. Chez certains malades la fièvre typhoïde, après
la vaccinothérapie, a subi une rémission et a continué
à évoluer sous une apparence bénigne jusqu'à la fin,
sans inspirer la moindre inquiétude : c'est le cas des
obs. IX, XVI, VI, II, V, XI, X, XII.

L'apparition de ces modifications dans l'état général est de date variable : le plus souvent, elles ne sur-
viennent pas immédiatement après la première injection, mais c'est dans les 2 ou 3 jours qui suivent la série des 4 à 5 injections qu'on les voit apparaître. Une
fois survenue, l'amélioration se maintient le plus souvent, mais il est des cas où elle est temporaire.

L'époque à laquelle l'état général s'améliore est importante à déterminer par rapport au temps depuis le-
quel la maladie évolue. Plusieurs fois elle a été précoce le 10e, 11e et 12e jours, mais le plus souvent, l'atténuation est survenue du 15e au 17e jour, c'est-à-dire
à un moment où la période d'état touche à son déclin;
dans ces conditions il y a lieu de se demander, si elle
n'est pas plutôt une conséquence de l'évolution natu-
relle de la maladie, que le résultat de la vaccinothé-
pie. Pourtant il est plus vraisemblable, à notre avis, de
la subordonner à la vaccination, car dans des cas assez
nombreux, la température, en dépit de l'amélioration
observée, s'est maintenue élevée, preuve que l'infection
n'a pas encore épuisé ses effets, mais que ses symptômes se sont dissociés.

*Température.* — Nous avons déjà vu, en recherchant l'action du vaccin sur la durée de la fièvre typhoïde, dans quelle mesure et quelles conditions la longueur de la courbe thermique était influencée, puisque c'est l'apyrexie qui fixe la date de la guérison. Reste à considérer maintenant :

L'action immédiate du vaccin sur la température.

L'action consécutive sur le plateau fébrile et sur la défervescence.

1° La réaction fébrile qui suit l'injection sous-cutanée prophylactique du vaccin aux sujets sains est en général minime : quelques dixièmes de degré, exceptionnellement la température a pu atteindre 39°. Ciuca, dans l'armée roumaine, après des injections intra-musculaire plus sévères, a observé 20 pour 100 de réactions générales fortes contre 80 pour 100 de réactions faibles.

Chez les typhiques, la température s'élève rarement, après l'injection, bien au-dessus du niveau des maximas de la courbe. Dans l'obs. V, le phénomène est pourtant net après les 1re, 2e et 5e vaccinations.

L'élévation thermique après la 2e injection a dépassé de 1° la température vespérale du jour précédent.

Dans l'obs. VI la réaction est nette mais atténuée après la 2e et 4e piqûre, dans l'obs. IV après la 5e, dans l'obs. IX l'exacerbation a été enregistrée sur la courbe 24 heures plus tard.

Dans tous les autres cas, il est malaisé de retrouver trace d'une réaction sur la courbe thermique. L'in-

tensité des phénomènes généraux n'est pas parallèle
à celle de la réaction locale, du moins d'après ce que
nous avons observé chez le malade (IV) où après la
première piqûre la réaction locale fut intense, l'élévation thermique faible, et où après la seconde, l'in-
verse eut lieu. Aucun des malades ne se sont plaints
de phénomènes particuliers.

La réaction générale est d'apparition variable, tantôt plus forte à la première piqûre, tantôt plus faible
qu'aux autres. En général chez les typhiques la réaction thermique ne paraît pas plus accentuée que chez
les individus sains.

2° L'action consécutive du vaccin sur la température est variable ; plusieurs éventualités peuvent se
rencontrer.

a) Elle est nulle au point de vue de l'allure générale
de la courbe. C'est le cas dans les observations de XIV
à XIX et dans l'obs. XII où, après la vaccination, le
plateau n'a pas subi de modifications. Il est à noter
que la vaccinothérapie avait été instituée tardivement ;
à l'exception du cas XVII, injecté le neuvième jour,
les autres observations ont trait à des vaccinations pratiquées au onzième jour et au delà.

b) Elle est faible (Obs. XI, XII et XIII), l'abaissement thermique a été long à s'installer et au demeu-
rant peu marqué, toutefois dans l'obs. XI, il y a eu
après la cinquième injection, un fléchissement manifeste. A remarquer aussi que le niveau inférieur de la
courbe fourni par les températures matinales s'est

abaissé d'une façon extrêmement régulière et progressive depuis le début de la vaccination ; les températures vespérales se sont seules attardées.

c) Elle est nettement favorable, observations de I à X. Le résultat est excellent dans les quatre premières, l'apyrexie survient soit rapidement (I et II), soit brusquement (III et IV). Enfin, dans les observations suivantes, le fléchissement plus lent à se produire est cependant très net. L'observation IX en particulier donne l'impression de n'être qu'une courbe de défervescence prolongée. Dans ces courbes (excepté le tracé X) il n'existe pas de plateau. Les rémissions matinales accusées donnent à la plupart l'aspect de stades amphiboles, dont l'apparition serait précoce (IV, V, VII et VIII).

La défervescence s'effectue de façon variable : tantôt brusque, avec un abaissement critique de plusieurs degrés (III et IV). Dans l'obs. IV, en l'espace d'un jour et demi, la température baisse de 3°6, et reste autour de 37, alors qu'elle oscillait entre 38 et 39. Même résultat dans l'obs. III, où la chute est de 2°1 en douze heures.

Cette défervescence n'est que momentanée dans les obs. V et VI ; dans la première, après une chute qui amène la température au voisinage de la normale, la fièvre reparaît ensuite, mais moins élevée.

La défervescence est progressive (VII, IX et X) et se fait tantôt par petites oscillations, tantôt avec des écarts considérables : à ce point de vue, l'obs. IX est assez intéressante. Sa durée est variable, mais en général assez longue.

A signaler encore comme particularités, les courbes XV et XVI, où la température procède par poussées vespérales suivies de rémissions les deux ou trois jours qui suivent.

*Taches rosées.* — L'apparition de poussées de taches rosées est une constatation banale au cours de la vaccinothérapie ; elle est notée dans la moitié des cas par Netter, et trois fois sur huit par Sablé, nous ne l'avons relevée que cinq fois (obs. III, VI, IX, XVI et XXIII) Chez la malade de l'obs. VI, il y eut deux poussées à trois jours d'intervalles. Nous ignorons leur signification et leur déterminisme. Peut-être faut-il les rattacher à la vaccination.

*Symptômes digestifs.* — Leurs modifications ne paraissent pas présenter de particularités bien intéressantes. Sans doute, on note souvent des changements dans l'état de la langue qui devient propre et humide, de la diminution ou de la suppression de la diarrhée ; mais ces variations sont en rapport avec l'amélioration de l'état général.

Il serait autrement intéressant de rechercher par ensemencement des selles, ce que deviennent les bacilles pendant la vaccinothérapie, et surtout de savoir s'il survit avec autant de fréquence et de persistance, en un mot, si la proportion de porteurs de bacilles est aussi grande chez les vaccinés que chez les non vaccinés.

Malheureusement, les travaux que nous avons consultés sont muets à ce sujet, et nous-même n'avons pas effectué de recherches dans ce sens.

*Diurèse*. — La présence d'une petite quantité d'albumine ne contre-indique pas la vaccination. Nous n'avons pas vu la quantité d'albumine augmenter sous l'effet de la vaccinothérapie.

Au contraire Vincent (1) avec son vaccin, a provoqué chez un adulte atteint d'une néphrite éberthienne très grave avec anurie presque complète, œdèmes viscéraux et périphériques, une diurèse extrêmement abondante trente-six heures après l'injection.

En général, les auteurs ont remarqué que la diurèse se maintenait à un taux élevé chez les vaccinés. La quantité émise a été satisfaisante chez la plupart de nos malades, exception faite des cas mortels ; faible chez deux seulement XIII et XIV, elle a été particulièrement abondante dans l'obs. V et s'est élevée le surlendemain de la première injection à cinq litres et s'y est maintenue dans la suite et dans l'obs. XVII, où après la deuxième injection elle a atteint 2.500, s'élevant progressivement à 5 litres.

(1) *Soc. méd. des Hôp.*, 17 octobre 1913. Discussion de la communication de Weil : Vaccinothérapie de la fièvre typhoïde chez l'enfant.

L'apparition de la crise urinaire a été variable ; voici
le relevé :

Obs. XVI la crise est apparue  6 jours avant l'apyrexie : 6 litres
  »  XIV   »       9         »        3 »
  »  IX   »       8         »        5 »
  »  XII   »     13       »        4 »
  »  VI   »     23       »      3 500
  »  XVIII   »     24       »     6 litres

Dans ces deux dernières, l'augmentation subite et
énorme de la diurèse paraît liée à l'action du vaccin.

Pour les autres observations, la crise a précédé de
quelques jours à peine l'apyrexie, on a même été en
retard sur elle.

*Symptômes cardio-vasculaires et pulmonaires.* —
Ils ne nous ont pas paru bien influencés. Le pouls, sauf
complications myocardiques, n'a pas subi de modifications, et les phénomènes pulmonaires de bronchite ou
de congestion n'en ont pas moins existé chez quelques-
uns de nos vaccinés. (Obs. VI et XIX.)

3° Phénomènes concomitants de la vaccinothérapie

En dehors des modifications précitées qui peuvent
s'observer dans le cours d'une typhoïde traitée par le
vaccin et pour lesquelles nous nous sommes efforcés
de faire la part du vaccin et celle des coïncidences for-
tuites, on voit survenir d'autres phénomènes surajou-

tés, dont les uns sont manifestement sous la dépendance de la vaccinothérapie et dont les autres sont dans un rapport de causalité moins évident.

Les uns sont d'observation banale, sans aucun caractère de gravité, les autres, exceptionnels, ont au contraire une signification fâcheuse. Nous les classerons en *incidents* et *accidents* de la vaccinothérapie.

### INCIDENTS

*Réaction locale.* — Le plus fréquent de tous est constitué par la réaction inflammatoire qui survient au point d'inoculation ; on le désigne sous le nom de réaction locale. Depuis longtemps on sait que l'introduction de microbes sous la peau provoque des phénomènes réactionnels de la part des tissus avec lesquels ils entrent en contact. Au point inoculé survient très fréquemment une rougeur plus ou moins étendue avec infiltration de la peau. Ce placard de dimension variable apparaît dans les quelques heures qui suivent l'injection et disparaît en général 48 heures plus tard. Cette réaction serait surtout marquée avec les vaccins bacillaires, plus atténuée avec les autolysats (Vincent). L'inoculation de virus-vaccin sensibilisé donne en général une inflammation peu intense chez les sujets sains, et quelquefois même la réaction est nulle. Il n'en est pas de même chez les typhiques où d'une façon presque constante, il provoque l'apparition d'une auréole inflammatoire autour de la piqûre. Chantemesse qui avait déjà observé ce phénomène fait judicieusement remarquer

qu'il s'agit d'une véritable sous-cuti-réaction ; la valeur diagnostique en serait équivalente à celle des réactions locales consécutives à l'injection de tuberculine
chez les tuberculeux.

Sur 23 typhiques, nous ne l'avons vu manquer que
chez un seul malade (obs. XX), injecté à quatre reprises. Tous les autres ont réagi d'une façon variable si
ce n'est à une piqûre, du moins à une autre antérieure ou consécutive. Sur 86 injections où le résultat de
la réaction a été notée, elle n'a fait défaut que 31 fois ;
elle était forte 7 fois, mais dans la majorité des cas,
elle a été en général de moyenne intensité, ou faible
intensité (48 fois). L'auréole inflammatoire ou le no-
dule cutané atteignait les dimensions d'une pièce de
2 francs ; la douleur a été en général modérée ; quelquefois tout s'est borné à une petite rougeur transitoire autour de la piqûre. Exceptionnellement la réaction a été très intense. Chez un malade (obs. V) après
la 1re piqûre apparut un placard douloureux, rouge
foncé, induré des dimensions d'une paume de main,
avec des traînées lymphangitiques se dirigeant vers
les ganglions inguinaux, lesquels ne présentaient pas
de modifications. En 48 heures la plaque disparaît,
sans autre incident. Dans l'obs. XIX il est noté le lendemain de la 3e injection la présence d'un placard
d'aspect phlegmoneux, très rouge et douloureux qui
présente le lendemain au niveau de l'orifice d'entrée
de l'aiguille une petite ulcération avec une gouttelette
de pus au centre et tout autour de petites pustules.

En 48 heures également la résolution est à peu près complète et la petite érosion est en voie de cicatrisation.

Chez les malades des obs. XXIII et XXIV, cas mortels, la piqûre a donné lieu à une légère suffusion sanguine dans le 1er cas, à de vastes ecchymoses dans le second.

A deux reprises, obs. IV et VI, bien après que la réaction locale se fut apaisée, un abcès est survenu au niveau de la dernière piqûre de la série. Dans le premier cas l'incision n'a pas amené de pus, dans le second le pus recueilli renfermait du staphylocoque à l'état de pureté. Ces infections sont incontestablement dues à la contamination du vaccin. Ces accidents, en effet, ont été observés lors de la 5e injection puisée dans le même tube.

Indépendamment de sa valeur diagnostique, faut-il aussi attribuer une importance pronostique à l'intensité de la réaction. Sans doute, chez le seul malade qui n'ait présenté aucune réaction au cours des vaccinations (obs. XX), l'issue a été fatale, mais d'autres cas où elle était soit faible, soit inconstante (obs. XVIII 1 fois positive sur 4 injections), se sont terminés par la guérison.

*Réaction splénique.* — Elle a été signalée dans certaines tentatives de vaccinothérapie, quel que soit le vaccin employé. Mais il semble qu'elle soit plus fréquente avec les autolysats qu'avec les vaccins bacillaires. Vincent, avec son autolysat, la trouve tellement

constante qu'il a proposé de faire de l'hypertrophie
splénique consécutive une sorte de spléno-diagnostic.
Seuls pourraient être considérés comme atteints de
fièvre typhoïde, les malades dont la rate subirait un
accroissement de volume après injection de vaccin antityphique. Mais, outre que cette augmentation ne
nous a pas paru constante, la difficulté de rechercher
ce signe, les causes d'erreur fréquentes (météorisme)
nous paraissent en limiter la valeur.

Nous avons noté une hypertrophie splénique nette
dans l'obs. I, XI, XIV. Dans cette dernière la matité
s'est régulièrement accrue après chaque injection. De
7 cm. 5 sur la ligne axillaire elle a mesuré successivement 8 cm. 5 après la première vaccination, 9 cc.
après la quatrième, 10 cc. après la cinquième. Elle a
pu doubler de dimension (obs. XVI) et cet accroissement a coïncidé pendant 3 jours avec un point de
côté dans l'hypocondre gauche, qui, en l'absence de
toute autre cause, paraît devoir être lié à la congestion splénique. A l'autopsie la rate était légèrement
hypertrophiée (obs. XX), son poids était de 295 gr.
(obs. XXIII) et énorme dans l'obs. XXIV (510 gr.).

Cette réaction splénique n'a pas eu de conséquences
fâcheuses dans les cas que nous avons observés. Toutefois deux cas de rupture splénique ont été signalés
par Fraenkel et Callison (cités par Netter) au cours de
la vaccinothérapie par cultures chauffées.

*Réaction générale.* — Elle a été déjà mentionnée dans les modifications de l'état général et de la température. Elle se borne à une légère élévation thermique, à un redoublement de l'abattement et de la dépression (Sablé, obs. VIII).

## ACCIDENTS DE LA VACCINOTHÉRAPIE

Il est possible d'observer une aggravation de la maladie ou des complications imprévues à la suite d'injection de vaccin sensibilisé ; il resterait à établir qu'elles sont sous la dépendance de la vaccinothérapie. La tendance actuelle est de considérer ces accidents comme des manifestations anaphylactiques. Pour le moment, sans vouloir approfondir leur pathogénie, il nous suffit de savoir qu'on désigne ainsi les accidents subits ou imprévus dont l'allure symptomatique présente quelques ressemblances avec celle de l'anaphylaxie expérimentale : vomissements, dyspnée, hémorragies.

Tout d'abord, il est nécessaire de faire la part de la vaccinothérapie et la part de la maladie elle-même dans ces aggravations. Dans notre observation XXIII, l'aggravation s'est accentuée le soir de l'injection du vaccin : la dyspnée est passé de 32 respirations à 40 ; dans la nuit la diarrhée a été profuse, l'abattement plus accentué. Le surlendemain survenait une petite hémorragie intestinale. Fait intéressant à noter, au centre de la réaction locale existait une petite zone hémorragique. Il est difficile, bien que le cas nous ait paru extrêmement grave dès le début, de savoir si le vaccin n'est pas en partie responsable de cette aggravation rapide. L'observation XXIV nous laisse dans la même perplexité ; M. le professeur Baylac (1), bien que pensant à la probabilité d'accidents anaphylactiques, estime qu'il n'est pas possible de conclure dans un sens ou dans l'autre. Ce processus hémorragique, d'une intensité inaccoutumée, ne laisse pas d'être impressionnant; qu'elle qu'en soit la cause, de tels accidents conseillent à l'heure actuelle une grande prudence en matière de vaccinothérapie tant qu'on ne sera pas définitivement fixé sur leur pathogénie.

A côté de ces grands processus hémorragiques au cours de la vaccinothérapie, des hémorragies intestinales isolées ont été également mentionnées.

D'après Sacquepée et Chevrel (2) qui en ont observé deux cas mortels avec des vaccins chauffés, « il est difficile d'admettre que les hémorragies soient indépendantes du traitement ; leur apparition peu de temps après l'injection permet de craindre qu'elles n'aient été provoquées par cette dernière ». Mais l'hémorragie intestinale est une complication fré-

(1) Voir à la suite de l'obs. XXIV les commentaires de M. le Professeur Baylac, p. 87.

(1) SACQUEPÉE et CHEVREL., Sur la vaccination antityphoïdique. *Bull. et Mém. de la Soc. méd.*, 1913.

quente de la fièvre typhoïde et il est probablement des cas où son apparition peut être une coïncidence. Les faits suivants le font croire : deux typhiques (formes moyennes), observés à deux mois d'intervalle, paraissaient être en d'excellentes conditions pour être vaccinés ; le temps nécessaire aux recherches de laboratoire nous a fait retarder d'un jour l'injection : dans la nuit l'un avait été copieusement saigné, mais se rétablit; le lendemain, l'autre était mort en quelques heures d'une hémorragie formidable. Il s'en était fallu de peu que la vaccinothérapie ne comptât deux hémorragies de plus à son actif !

Toutefois l'observation suivante de Netter montre que le vaccin n'est pas sans action sur l'intestin. « Il s'agissait d'une fièvre typhoïde grave à début méningé... Presque aussitôt après l'injection (250 millions de bacilles) le malade fut pris d'un frisson violent qui dura une heure. Dans la nuit, vomissements porracés. La température, qui était le 5 juin au matin de 40°5, tombait le lendemain matin à 38°.

Le 6, au matin, le faciès est grippé, le ventre rétracté, la pression est très douloureuse dans la fosse iliaque droite. On constate tous les signes d'une appendicite ; les phénomènes durent quarante-huit heures et disparaissent sans laisser de traces.

La fièvre typhoïde se poursuit et sa durée se prolonge en dépit de deux nouvelles injections de vaccin pratiquées plusieurs jours plus tard. »

Manifestement, il y a eu une réaction au niveau du

tissu lymphoïde appendiculaire. S'agit-il là de phénomènes anaphylactique ou d'une simple réaction intestinale comparable à celle que produit la tuberculine sur les foyers tuberculeux, et que d'autres médicaments (iodure de potassium) peuvent aussi provoquer ? En tout cas, la possibilité d'une réaction intestinale doit conseiller la prudence, surtout dans les cas de vaccination tardive ou dans les formes graves de la maladie. Nous ne pouvons souscrire sans restriction aux conclusions de Boinet : « Le traitement est de nature à diminuer l'étendue et la profondeur des ulcérations des plaques de Peyer, à favoriser leur cicatrisation, et à éviter ainsi, dans la mesure du possible, les hémorragies intestinales (qui cependant se sont produites dans un cas) et les perforations intestinales qui n'ont pas été observées dans aucun de nos cas. » Sous réserve que la vaccinothérapie soit précoce, il peut en être ainsi. Un de nos malades est mort de perforation intestinale (obs. XX), mais assez longtemps après la dernière injection pour que la vaccination ne puisse être accusée.

Netter, se basant sur une observation de Clements et Dawson, incrimine le vaccin dans une cholécystite survenue chez un enfant de neuf ans et demi au cours d'une rechute et qu'il a traitée par de faibles doses de vaccin.

En ce qui concerne les autres complications, phlébite (obs. VIII), myocardite (obs. XXI et XXII), pleurésie purulente (Sablé), il s'agit certainement de manifestations que la vaccinothérapie n'a pu prévenir, mais qu'elle n'a pu engendrer.

## II. — Etude biologique

Nous n'avons pas entrepris de recherches à ce sujet, nous nous bornerons à rapporter les recherches d'Ardin-Delteil, Nègre et Raymond chez les typhiques traités.

1° Le pouvoir agglutinant ne s'élève pas sous l'influence de la vaccinothérapie.

2° Le pouvoir bactéricide est beaucoup plus élevé chez les typhiques traités que chez les typhiques non traités. Il augmente progressivement jusqu'à la fin de la maladie à mesure que le nombre des injections grandit. Le nombre des germes tués arrive toujours à dépasser la proportion de 50 pour 100.

3° Les anticorps apparaissent plus rapidement chez les malades traités que chez les non traités, et à la fin de l'immunisation, présente toujours un titre atteignant 300 unités, ce qui est bien rarement observé chez les typhiques non traités.

Ces résultats concordent d'une façon absolue avec ceux qui ont été obtenus chez les lapins (vaccinés comparativement avec des bacilles vivants et des bacilles vivants sensibilisés) et ils permettent de formuler les avantages de la vaccinothérapie de la fièvre typhoïde par le vaccin de Besredka de la manière suivante :

1° Augmentation plus rapide du pouvoir bactéricide du sérum.

2° Pouvoir bactéricide élevé du sérum à la fin des injections.

3° Apparition plus rapide des anticorps.

4° Quantité plus grande d'anticorps.

A la fin de ce chapitre, il y aurait lieu de comparer les résultats fournis par la vaccinothérapie au moyen du virus-vaccin sensibilisé, à ceux que donnent les autres méthodes de vaccinothérapie; mais nous estimons que cette étude est encore prématurée : c'est seulement lorsqu'on sera fixé définitivement sur la valeur propre d'un vaccin qu'il sera alors possible de le comparer à d'autres dont l'efficacité sera également bien connue.

## Indications et contre-indications de la vaccinothérapie par le virus sensibilisé

---

« Avant de pousser à la généralisation de la vaccinothérapie, disent Chevrel et Sacquépée, il est indispensable de préciser non seulement la technique, mais encore les contre-indications de la méthode. » On ne peut que souscrire à ces paroles de prudence et se demander si le moment est venu où nous sommes en état d'apporter ces précisions. De l'étude précédente on peut actuellement tirer quelques sanctions pratiques :

1° La vaccinothérapie par le virus sensibilisé antityphyque est indiquée dans la fièvre typhoïde.

Elle renforce les réactions de défense de l'organisme en augmentant la quantité ou la qualité des substances immunisantes ; le pouvoir bactéricide du sérum chez les typhiques vaccinés est plus intense que chez les non vaccinés, la production d'anticorps est plus considérable. L'apparition de ces propriétés est de plus rapide.

Cliniquement, elle a donné des résultats favorables à un certain nombre d'auteurs.

Mais il est des conditions dans lesquelles son action peut varier, et il importe surtout de saisir le moment.

a) *On doit* vacciner, pour obtenir de la vaccinothérapie le maximum d'efficacité tout au début de la maladie. Les auteurs sont d'accord sur ce point. Passé le 10ᵉ jour et peut-être même passé le premier septennaire l'action est plus inconstante : c'est là une circonstance qui limite l'efficacité de la vaccinothérapie, car bien rarement, dans les milieux hospitaliers, on a l'occasion de soigner les typhiques au début de leur affection ; d'autre part le contrôle des moyens de laboratoire manque parfois à ce moment pour le diagnostic.

b) *On peut vacciner* à toutes les périodes de la maladie ; mais l'indication est moins nette, car l'action est moins sûre. En période d'état, la vaccinothérapie peut être utilisé, mais à l'heure actuelle, on ne peut préciser dans quelles formes il y a intérêt à vacciner, et dans quelles il est inutile de le faire. Au déclin de la maladie il y aurait encore avantage de vacciner, s'il était prouvé que la méthode prévient les rechutes.

2° La vaccinothérapie a-t-elle des contre-indications dans la fièvre typhoïde ?

Nos connaissances sont limitées sur ce point également. Des accidents ont été signalés, mais leur pathogénie reste encore obscure. Toutefois étant donné les circonstances dans lesquelles ils se sont produits, il faut agir avec une grande prudence dans les formes très graves, dans le cas de complications intestinales et lorsque la vaccinothérapie est tardivement appliquée.

3° La technique de la vaccinothérapie, bien qu'il n'y ait encore aucune règle fixe à cet égard, pourrait à notre avis, s'effectuer de la manière suivante :

Au début de la maladie, recourir à des doses fortes d'emblée (1 à 2 milliards de bacilles) s'il s'agit d'une forme moyenne ; à des doses initiales plus faibles si la forme paraît sévère et que l'état général soit très atteint.

En période d'état et au cours des rechutes, n'utiliser que des doses faibles qui pourront être élevées dans la suite si l'organisme les tolère bien. Pour l'intervalle à laisser entre chaque injection on ne peut à l'heure actuelle donner la préférence à une technique plutôt qu'à l'autre. Ardin-Delteil a obtenu de très bons résultats avec des injections espacées, Boinet d'aussi bons avec les injections successives.

# CONCLUSIONS

Les conclusions cliniques de cette étude ne seront pas basées exclusivement sur nos résultats. Nous tenons tout d'abord à faire observer que malgré les chiffres fournis par notre statistique, notre impression d'ensemble est favorable au virus-vaccin sensibilisé antityphique dans la fièvre typhoïde.

Dans la série défavorable de cas que nous avons observés, le hasard n'a pas joué le rôle principal, car c'est en quelque sorte à une sélection de cas d'où ont été éliminées les formes en apparence bénigne de la maladie que nous avons appliqué la vaccinothérapie. Ces réserves faites au point de vue clinique, telles nous paraissent devoir être les conclusions de cette étude :

1° Le vaccin sensibilisé antityphique vivant, par analogie avec les autres virus sensibilisé et ainsi qu'il ressort de ses propriétés particulières paraît être un excellent agent de vaccinothérapie, grâce à son inocuité, à la rapidité et à l'intensité de son action.

2° Les réactions locales et générales qu'il détermine chez le typhique vacciné sont la plupart du temps minimes.

3° Bien qu'il n'ait pas une action spécifique d'arrêt ou de jugulation sur la maladie son influence se manifeste.

a) Sur l'évolution de la fièvre typhoïde, par une diminution de la gravité, une moindre fréquence des rechutes, et une abréviation marquée de la durée. Notre statistique ne concorde pas absolument avec ces résultats, mais elle ne peut être utilisée pour les infirmer.

b) Sur les symptômes de la fièvre typhoïde, par un pouvoir d'atténuation marqué ; l'état général s'améliore, la température baisse, la diurèse s'élève, dans un nombre de cas assez élevé.

5° Son action est d'autant plus marquée que son intervention est précoce. C'est avant le 10° jour de la fièvre qu'il possède son maximum d'efficacité. Cette constatation peut se vérifier sur nos résultats.

6° L'apparition de certains accidents généraux ou intestinaux dont la pathogénie n'est pas encore fixée commande la plus grande prudence dans son application aux formes graves, compliquées ou traitées tardivement.

7° Les doses à injecter seront des doses initiales fortes (1 à 2 milliards), au début des formes ordinaires de la fièvre typhoïde, initiales faibles (100 millions) dans tous les autres cas. Les doses peuvent être rapidement élevées dans la suite, si elles sont bien tolérées.

# BIBLIOGRAPHIE

---

## POUR LES VACCINS SENSIBILISÉS EN GÉNÉRAL

BESREDKA A. — De l'immunisation active contre la
peste, le choléra et l'infection typhique.
*Comptes rendus de l'Acad. des Sciences*, 2 juin
1902, p. 1330.
*Annales de l'Institut Pasteur*, t. XVI, 25 décembre 1902, p. 918.

— De la vaccination par les virus sensibilisés (re-
vue).
*Bulletin de l'Institut Pasteur*, t. VIII, n° 6, 30
mars 1910, p. 241.

— De la vaccination par les virus sensibilisés (2° re-
vue).
*Bulletin de l'Institut Pasteur*, t. X, n° 12, 30 juin
1912, p. 529.

— Des virus-vaccins sensibilisés.
*Biologica*, 15 décembre 1912.

## POUR LA VACCINATION ET LA VACCINOTHÉRAPIE ANTI-TYPHIQUES PAR VIRUS SENSIBILISÉS

ARDIN-DELTEIL, L. NÈGRE et M. RAYNAUD. — La vaccination de la fièvre typhoïde.

*C. R. de l'Ac. des Sc.*, déc. 1912, n° 23, p.

*Province médicale*, 11 janv. 1913, n° 2, p. 13.

— Recherches sur les réactions humorales des malades atteints de fièvre typhoïde traités par le vaccin de Besredka.

*Comptes rendus Soc. de Biol.*, t. LXXIV, n° 8, 28 fév. 1913, p. 371.

— Recherches cliniques et expérimentales sur la vaccinothérapie de la fièvre typhoïde par le virus sensibilisé de Besredka.

*Annales de l'Institut Pasteur*, t. XXVII, n° 8, 25 août 1913, p. 644.

BESREDKA. — Deux ans de vaccination antityphique avec du virus sensibilisé vivant.

*Annales de l'Institut Pasteur*, t. XXVII, n° 8, 25 août 1913, p. 607. Dans cet article se trouvent les résultats mentionnés par Alcock, Livoff, Cadeau, Dide, A. Marie, Ciuca, Lisbonnes et Portes.

— Vaccinations antityphiques. Bases expérimentales *Bulletin de l'Institut Pasteur*, t. XI, n° 15, 15 août 1913, p. 665.

BOINET. — Vaccinothérapie de la fièvre typhoïde par le virus sensibilisé de Besredka.

*Comptes rendus hebd. Soc. Biol.* t. LXXIV, n° 10, 14 mars 1913, p. 507.

DELÉARDE et LEBORGNE. — Le vaccin antityphique de Besredka dans le traitement de la fièvre typhoïde de l'enfant.

*Province médicale*, 21 juin 1913, n° 25, p. 273.

METCHNIKOFF et BESREDKA. — Recherches sur la fièvre typhoïde expérimentale.

*Annales de l'Institut Pasteur*, t. XXV, n° 3, mars 1911, p. 193.

— Des vaccinations antityphiques (2° mémoire).

*Annales de l'Institut Pasteur*, t. XXV, n° 12, déc. 1911, p. 865.

— Des vaccinations antityphiques.

*Annales de l'Institut Pasteur*, t. XXVII, n° 8, 25 août 1913, p. 597.

NÈGRE. — Recherches comparatives sur les réactions humorales de lapins immunisés avec des bacilles typhiques vivants sensibilisés, tués par la chaleur et tués par l'éther.

*Comptes )rendus Soc. Biol.* t. LXXIV, 31 mai 1913, p. 1177.

NETTER, M. PHILBERT, J. CATHALA et H. DURAND. — Vaccinothérapie de la fièvre typhoïde.

*Bull. et Mém. de la Soc. Méd. Hôp.*, 29° année, 24 juillet 1913, n° 26, p. 126.

RIMBAUD. — Les résultats d'ensemble des vaccinations antityphiques (vaccination préventive et vaccinothérapie).

*Journal médical français*, 15 oct. 1913, n° 10, p. 424.

SABLÉ. — Traitement de la fièvre typhoïde par le vaccin sensibilisé de Besredka.

Journal des Sciences médicales de Lille, 36ᵉ année, n° 28, juillet 1913, p. 25 à 34 et n° 29, 19 juillet 1913, p. 49

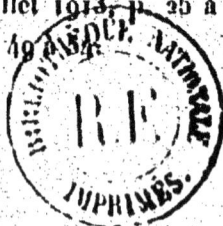

# TABLE DES MATIÈRES

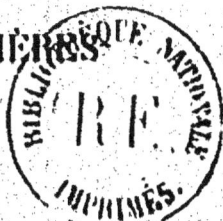

---

———

Toulouse. — Ch. DIRION, libraire-éditeur, rue de Metz, 22

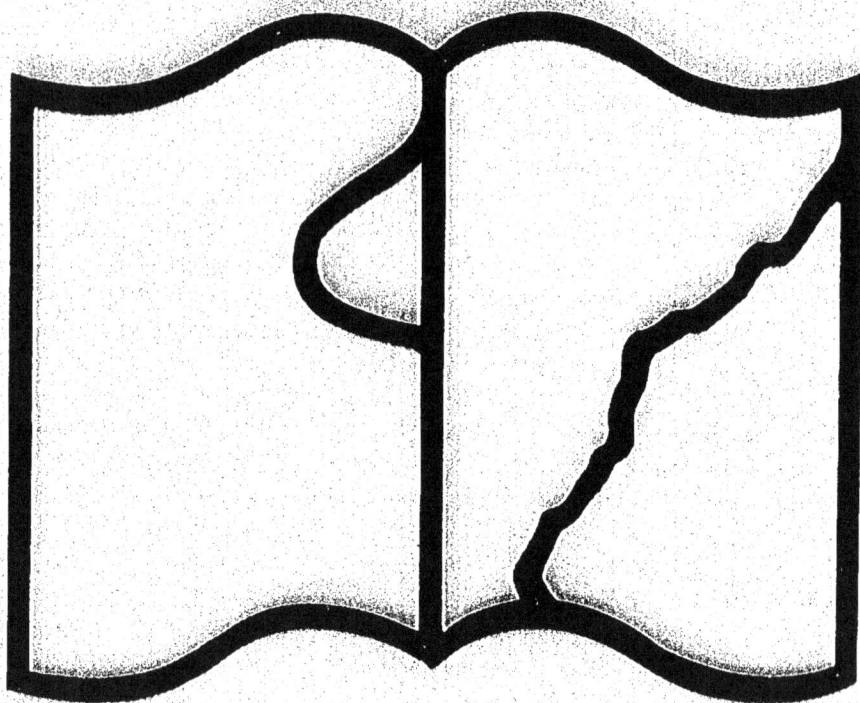

Texte détérioré — reliure défectueuse

**NF Z** 43-120-11

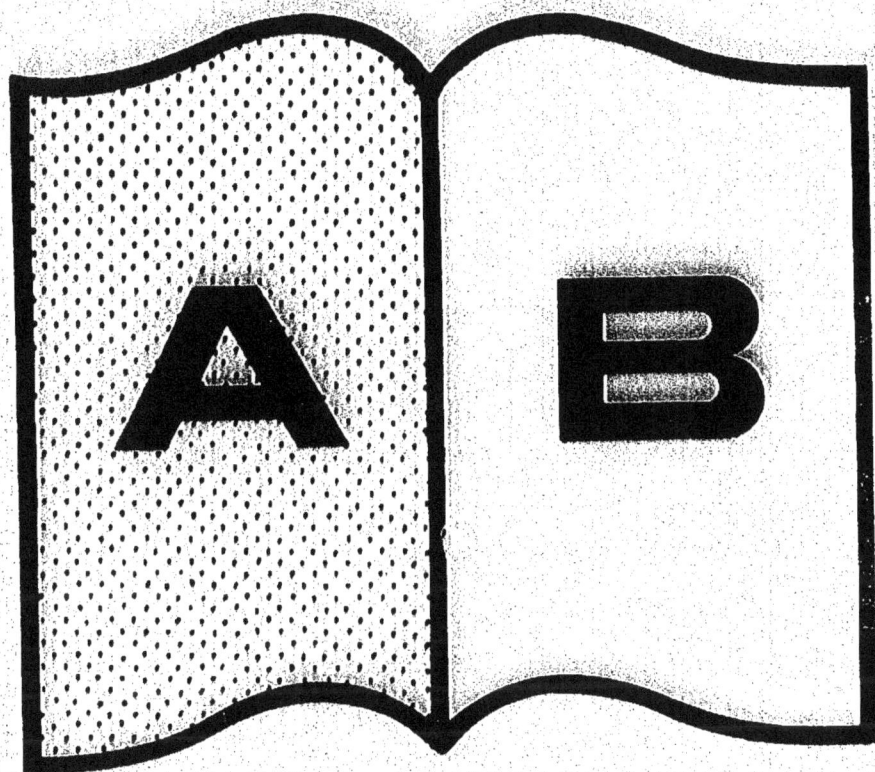

Contraste insuffisant

NF Z 43-120-14

www.ingramcontent.com/pod-product-compliance
Lightning Source LLC
Chambersburg PA
CBHW062030200326
41519CB00017B/4991